编委会

·主 编·

刘伟信　曾玖芝　李　蓉

·副主编·

孔旭梅　秦　娟

·编 者·

李紫荆　李　蓉　秦　娟

孔旭梅　余　孛　吴　洋

邓　希　何丽冰　赖　微

梁梅玉　于小煜　马蓉宁

缪　淳　栾宗桧　支伟伟

懂怀孕：生殖医生讲不孕

刘伟信　曾玖芝　李蓉　主编

生殖科普大讲堂

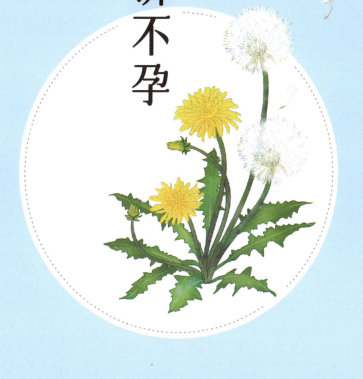

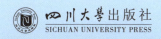

四川大学出版社

SICHUAN UNIVERSITY PRESS

图书在版编目（CIP）数据

懂怀孕：生殖医生讲不孕 / 刘伟信，曾玖芝，李蓉
主编 . -- 成都：四川大学出版社，2024.9. --（生殖
科普大讲堂）. -- ISBN 978-7-5690-7290-7

Ⅰ . R711.6-49

中国国家版本馆 CIP 数据核字第 20243JH422 号

书　　名：懂怀孕：生殖医生讲不孕
　　　　　Dong Huaiyun: Shengzhi Yisheng Jiang Buyun
主　　编：刘伟信　曾玖芝　李　蓉
丛 书 名：生殖科普大讲堂

选题策划：许　奕
责任编辑：倪德君
责任校对：龚娇梅
装帧设计：裴菊红
责任印制：李金兰

出版发行：四川大学出版社有限责任公司
　　　　　地址：成都市一环路南一段 24 号（610065）
　　　　　电话：（028）85408311（发行部）、85400276（总编室）
　　　　　电子邮箱：scupress@vip.163.com
　　　　　网址：https://press.scu.edu.cn
印前制作：四川胜翔数码印务设计有限公司
印刷装订：四川煤田地质制图印务有限责任公司

成品尺寸：145mm×210mm
印　　张：4
字　　数：83 千字

版　　次：2025 年 1 月 第 1 版
印　　次：2025 年 1 月 第 1 次印刷
定　　价：36.00 元

本社图书如有印装质量问题，请联系发行部调换

扫码获取数字资源

四川大学出版社
微信公众号

主编简介

刘伟信 四川省妇幼保健院/四川省妇女儿童医院/成都医学院附属妇女儿童医院副院长，硕士研究生导师，享受国务院政府特殊津贴、四川省学术和技术带头人、四川省有突出贡献的优秀专家、四川省卫生计生领军人才、四川省卫生计生学术和技术带头人、四川省青年科技奖获得者。任中华医学会计划生育分会常委、四川省医学会第六届计划生育专委会主任委员、四川省医学会第四届生殖医学专委会主任委员、国家辅助生殖技术管理专家库专家、《中国计划生育和妇产科》副主编；主持国家自然科学基金等省部级以上科研项目20余项，获省部级科技进步奖5项，发表学术论文100余篇，SCI收录20余篇，主编或副主编学术专著7部。

曾玖芝 主任医师，四川省妇幼保健院生殖医学中心主任，成都医学院硕士研究生导师，四川省卫生健康委学术和技术带头人后备人选、国家辅助生殖技术管理专家库成员。任中国妇幼保健协会辅助生殖技术监测与评估专业委员会委员、中国医药教育协会生殖内分泌专业委员会委员、四川省医学会生殖医学专业委员会常务委员、四川省预防医学会生殖健康分会副主任委员、四川省妇幼保健协会生殖医学分会副主任委员、《中国计划生育和妇产科》杂志编委。主持省科技厅、卫健委科研项目多项，发表SCI及核心期刊学术论文50余篇，出版译著1本。

李　蓉　主任医师。任四川省医学会优生优育专业委员会常务委员、四川省妇幼保健协会生殖医学分会常务委员、四川省优生托育协会常务委员、四川省医学会生殖医学专业委员会委员、中国性学会女性生殖医学分会第二届委员会委员、四川省中医药发展促进会第一届中西医结合妇科分会常务理事、中国非公立医疗机构协会生殖医学专业委员会委员。主持院内课题1项，参与省级课题多项，发表学术论文20余篇，副主译英文书籍1部。

序

  生育健康、聪明、可爱的宝宝是家庭和社会的共同目标，随着社会因素和环境因素的影响，女性生育年龄普遍推迟，人工流产率一直在较高水平，不孕不育的发生率持续上升，导致女性生育力呈下降趋势。如何科学备孕、做到优生优育、保护生育能力、提升生殖健康水平，受到全社会尤其是育龄人群的广泛关注。《"健康中国2030"规划纲要》《中国妇女发展纲要（2021—2030年）》强调要加强生殖健康知识普及和宣传，促进生殖健康服务融入妇女健康管理全过程，规范不孕不育诊疗服务和人类辅助生殖技术应用。为此，编撰"生殖科普大讲堂"科普丛书和开展生殖健康科普宣传，对普及育龄人群生殖健康知识、提升全民健康素养和生殖健康意识、推动生殖健康促进工作，具有重要意义。

  科普丛书要兼具科学性、艺术性、趣味性、通俗性和实用性，达到普及健康知识、提升健康素养的目的。在临床工作中，我们深切地感受到育龄人群在备孕、怀孕、不孕和寻求辅助生殖治疗过程中存在诸多迷惑、困难和误区，也深知广大育龄人群对生殖健康、科学备孕、生育能力评估、不孕不育等相关知识有较大渴求。"生殖科普大讲堂"科普丛书由长期从事生殖医学临床诊疗的专家和管理团队，查阅大量的专业文献，结合丰富的临床经验，将生殖健康、孕前优生检查、不孕不育和优生优育等专业的医学知识转化为通俗易懂的语言写成，以一对年轻的夫妻"暖妹儿""金哥"作为主角，通过他们之间生动有趣的对话展开故事。"生殖科普大讲堂"科普丛书编写团队期望本科普丛书兼具科学性和趣味性，能使读者不仅愿意读，还能读个明白，帮助广大育龄人群不仅"生得出"，还要"生得好"。愿我们"携手努力，共圆好孕"！

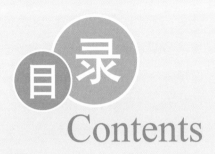

Contents

生殖科就诊，如何不走冤枉路？

朋友："我和我老公备孕一年半了，还没有怀上宝宝，是不是有什么问题啊？"

暖妹儿："听说医院可以做生育能力评估，你们要不要去看看呢？"

朋友："我们就是想去医院就诊，但是不知道应该看哪个科，是妇科、产前诊断科，还是计划生育科？科室太多了，我们都不知道该挂哪一个。"

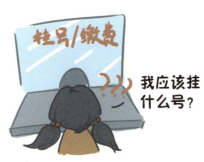

暖妹儿："你这个应该挂生殖内分泌科，那是专门看怀孕的。"

随着医院的规模越来越大，医院的科室也越分越细致。于是，经常有因生育问题前来就诊的人面对挂号机上众多的科室名称"摸不着头脑"，事实上，与生育相关的问题都可以挂生殖内分泌科。

生殖内分泌科就是俗称的不孕不育科、月经不调科、女

1

科等。如果你有以下几个方面的就诊需求，就可以挂生殖内分泌科。

1. 夫妻双方的备孕检查、宣教及指导。

2. 已经备孕半年而未成功怀孕的夫妻双方的生育能力评估和解决方案咨询，如卵泡监测、输卵管通畅度检查、激素检查和调整、促排卵治疗、调整子宫内膜等。

3. 女性宫腔或盆腔粘连分离术后、子宫内膜异位症术后备孕咨询。

4. 针对月经紊乱的育龄女性调整月经周期，帮助怀孕。

5. 既往有胚胎停止发育、生化妊娠、宫外孕、自然流产等不良孕产史女性的助孕策略咨询和精准保胎。

6. 男性生育能力评估和相关不育因素的治疗，包括精液质量分析、精子形态分析、精子DNA碎片检查、少弱畸精症的诊治、相关穿刺检查和手术等。

7. 为无法自然受孕的夫妻提供辅助生殖技术，如人工授精术、试管婴儿等。

一、在生殖内分泌科就诊时，医生常常会问哪些问题？

医生门诊患者较多，每位患者就诊时间有限，如何快速准确地向医生传达必要的信息，让医生进行更加精准的判断就很重要。大家可以把想咨询的问题提前写在本子上，并将最近2～3个月的月经时间做好记录，从而大大提高就诊效率。

1. 月经史：

• 第 1 次来月经是几岁？

• 平时月经周期多久（两次月经第 1 天之间的天数，如果月经不规律则记录最短周期和最长周期，如 20 ～ 50 天）？

• 今天是月经周期的第几天（按照来月经的第 1 天算起，切勿算成月经干净后第几天）？

• 经量、颜色如何？

• 末次月经的时间。

2. 婚育史：

• 夫妻同居多少年，是否避孕？避孕几年，避孕方法是什么？

• 备孕几年（从未采取避孕措施算起）？

• 以前是否有过怀孕经历？如果有，当时的具体情况如何（既往怀孕的时间、方式、最终结局，如果怀孕后胚胎有异常情况一定要如实告知医生）？

3. 既往助孕史：

• 是否进行过排卵监测、促排卵、人工授精、试管婴儿，治疗的具体情况如何（如取过几次卵、移植过几次胚胎、结局）？

4. 既往疾病史：

• 是否有高血压、糖尿病等慢性病，甲状腺疾病，肝炎、梅毒等传染性疾病（传染病），宫颈疾病及治疗后情况，子宫、卵巢、盆腔手术史等。

二、生殖内分泌科常见检查项目的检查时间及注意事项有哪些（表1）？

表1 生殖内分泌科常见检查项目的检查时间及注意事项

检查项目	检查时间及注意事项
基础性激素	月经周期 2～3 天（从来月经第 1 天开始计算），空腹、静坐 30 分钟后抽血
液基薄层细胞检测（TCT）＋人乳头瘤病毒（HPV）检测	非经期，3 天内无性生活，无阴道操作、上药等
卵泡监测	排空膀胱后经阴道超声检查
输卵管造影	月经干净后 3～7 天，无性生活
宫腔镜	月经干净后 3～7 天，无性生活
精液检查	禁欲 2～7 天，8：00—11：30、14：00—16：30

初诊小贴士

• 初次就诊，最好夫妻双方一同前来，双方同时就诊效率较高。

• 请将夫妻双方既往检查报告一同带上，便于医生参考，部分检查结果也可以继续使用，减少检查费用。

• 初诊患者尽量空腹，因为部分检查需要空腹，可携带早餐在空腹检查之后食用。空腹抽血需要在早上 11 点之前完成，因此请尽量早点就诊。

- 建议就诊前 48 小时内无性生活，这样绝大部分检查可当天完成。
- 就诊前注意休息，合理饮食，避免熬夜和劳累。

三、试管婴儿建档要求有哪些？

夫妻双方需要复印所有检查结果（复印件自行留存），并带齐双方身份证及 2 本结婚证原件、所有检查报告原件，自行挂号后到生殖医学中心建档。

证件具体要求如下。

1. 身份证：需原件，在有效期内。如旧身份证过期或丢失，而新身份证正在办理中，可提供临时身份证。

2. 结婚证：需原件，并核对证件上的身份证号码、姓名、出生年月日是否与身份证上一致。如不一致，到办理相应证件的部门修改，并在修改过的地方盖上相应部门的公章。

（四川省妇幼保健院生殖中心　李紫荆）

备孕未成功，这 9 个问题你能回答吗？

很多想做妈妈的朋友，可能遇到想怀却怀不上的情况，然后去做各种检查，如监测基础体温、使用排卵试纸、监测卵泡等，以期能早日"开花结果"。

得益于医学的进步，人为提高受孕机会成为可能，但一味迷信或者依赖技术而忽略其他的重要因素，同样会让整个备孕过程困难重重。怎样才能提高受孕概率？这里，医生把临床工作中就诊患者问得比较多的 9 个问题总结了一下，希望对大家有所帮助。

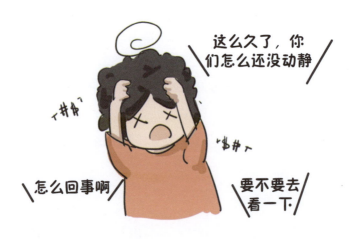

问题1：多久没怀上，才需要看医生？

答案：数据统计显示，大约84％的备孕夫妻在1年内可以成功怀孕。但从备孕到怀孕需要一定的时间，不同年龄的女性受孕率也有很大不同。例如，30岁的健康备孕女性，每个月大概有20％的受孕率，而40岁的健康备孕女性，每个月就大概只有5％的受孕率了。

临床上说的不孕，指女性未避孕、积极同房1年仍然没有怀孕。因此，如果积极备孕1年仍无动静，就可以去看看医生，排查一下原因，没有问题就可以放心并继续备孕，有问题及早应对。而对于高龄（年龄≥35岁）备孕者，如果积极备孕半年没有受孕，可以考虑及早就诊排查。

问题2：监测排卵有用吗？

答案：有一定的作用。卵泡的发育及排出存在一定的差异。有的卵泡是"慢性子"，发育时间比其他卵泡长；有的卵泡是"急性子"，还是小卵泡就被排掉了。虽然通过卵泡的大小不能直接判断卵子的成熟度，但通常认为卵泡直径在14 mm以上，卵子成熟的可能性大一些。还有些卵泡"顽固不化"，卵子已经成熟了，但是卵泡就是不掉下来，越长越大，形成囊肿，里面的卵子和外面的精子只能隔着卵泡壁"遥遥相望"。有的卵泡干脆就不排卵，这是因为女性激素不能很好地协调，卵巢里面的卵子就像士兵没有了司令部的指挥，全都睡大觉去了。没有排卵，怀孕自然也无望了。

通过测量基础体温、使用排卵试纸，或者超声动态监测卵泡的发育和排出情况，可了解排卵状态，同时了解是否有排卵障碍等影响受孕的问题，有助于提高受孕率或及时采取针对性的应对措施。

问题3：我的卵泡不圆、张力不好，是不是卵子质量不好？

答案：通过超声只能看到卵泡而看不到卵子，就像只能看到池塘而看不到里面的鱼。通过卵泡的大小、形态不能判断卵子的质量，只有做试管婴儿时把卵子取出来，在显微镜下才能判断卵子的质量。所以不要放弃任何可能怀孕的机会。

问题4：我这次是右侧卵巢排卵，但我右侧输卵管阻塞，是不是没有机会了？

答案：一样可以试孕。一般来讲，同侧输卵管捕获到卵子的机会大一些，但卵子是排到盆腔里面，对侧输卵管通过伞端蠕动、纤毛运动也一样有捡拾的机会。通过这种方式怀上的例子临床上不时都会碰到，还是那句话——"不抛弃、不放弃"。

问题5：排卵试纸监测阳性，到底哪天同房最好？

答案：如果月经规律，排卵一般发生在2次月经中间的时间段，阴道分泌物似胶水样改变是排卵前的特征性信号，所以我们并不需要每天盯着排卵试纸。

如果月经不规律，排除内分泌异常后，可以在家用排卵试纸自行监测，在出现阳性反应的 24～48 小时内同房受孕概率最高。

需要强调的是，尽量保持放松的心情、平和的心态，备孕尽量顺其自然。其实生殖内分泌科医生并不赞成"双规"性行为，即规定时间、规定动作。

问题6：子宫内膜薄会影响怀孕吗？

答案：子宫内膜的厚度会随着月经周期动态变化，月经期子宫内膜剥脱、变薄，随着卵泡发育、雌激素水平升高，子宫内膜逐渐变厚，排卵后若未妊娠，子宫内膜失去雌孕激素支持而剥脱，形成下一次月经。子宫内膜在最厚时期（分泌期）的厚度达到 7～16mm。

成功怀孕的确与子宫内膜有密切关联。但是，多厚的子宫内膜厚度最适合怀孕，或者说如何定义太厚与太薄，其实并没有统一定论。若既往有过人流、药流或安取节育环史，反复超声检查提示子宫内膜形态欠均匀、欠连续，排卵期子宫内膜薄（＜5mm），则提示可能需要进一步行宫腔镜排查是否有子宫内膜粘连。

问题7：我盆腔有积液，听说盆腔积液就是盆腔炎？

答案：盆腔积液并不等同于盆腔炎。健康女性在排卵后也可以发现有少量盆腔积液。因此单纯依靠超声检查发现盆腔积液，并不能直接认为得了盆腔炎。医生还需要根据症状，如有没有下腹痛、发热，盆腔部位有无压痛等综合判断。

问题8：听说子宫后位会影响怀孕？

答案：不影响。韧带筋膜和肌肉决定了子宫的位置，子宫前位、后位或平位指做妇科检查时宫体和宫颈的相对位置。不同的子宫位置在人群中呈正态分布。

问题9：医生，听说……

答案：不论是听谁说，只听从有依据的说法。而依据不是来自个人经验、不是来自老辈人，更不是来自道听途说。依据指从大量研究中获得的循证医学证据。因此，自己拿不定主意，又或者特别焦虑的时候，应到正规医院寻求专业人士的帮助，听从专业人士的建议。另外，平时可以阅读可靠的科普文章，多多储备正确的知识，用知识武装和保护自己，可以减少不必要的焦虑。

（四川省妇幼保健院生殖中心　李蓉）

不孕检查流程，你都知道吗？

暖妹儿："金哥，以后我不回你家过年了。"

金哥："怎么了，暖妹儿？"

暖妹儿："每次回你家过年，你家七大姑八大姨都围过来，问我肚子怎么还没动静。"

金哥："暖妹儿，别理她们，她们就是八卦！"

暖妹儿："但是金哥，我们都备孕1年多了，还没怀上，会不会是有不孕症？我们还是去检查一下吧，听听医生怎么说。"

医生："不孕症指一对夫妻未采取避孕措施、有规律性生活至少12个月未能获得临床妊娠。下面我给你们详细介绍一下不孕症的检查项目。"

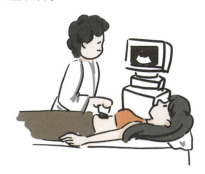

女方检查项目

• 相关病史：不孕年限、性生活状况、月经相关情况、婚姻情况、孕产史、既往病史、传染病史、遗传病史、手术史等。

• 全身及妇科检查。

• 辅助检查：超声，相关指标检测如血常规、抗米勒管激素（AMH）、性激素、甲状腺功能等，CT、MRI检查等。

男方检查项目

• 相关病史：不孕年限、性生活状况、生育史，既往有无泌尿生殖系统感染等病史、有无睾丸手术等病史，有无吸烟、酗酒，有无高温、放射和有毒环境暴露史。

• 体格检查：全身检查及生殖系统检查。

• 辅助检查：男方最重要的就是精液检查，检查时间为禁欲2～7天后。其他还包括生殖系统超声检查等。

暖妹儿："医生你说了那么多，我们应该先检查什么，再检查什么？"

医生："首先我们先询问男女双方相关病史并查体，若无异常，女方行阴道彩超，监测排卵，检查基础性激素、AMH等，男方行精液检查。若女方卵巢储备功能正常、男方精液无严重异常，女方继续行子宫输卵管造影检查。"

医生："若女方卵巢储备功能减退、男方精液无严重异常、当女方年龄<35岁、不孕年限<2年时，可继续行子宫输卵管造影检查或试管婴儿；当女方年龄≥35岁或不孕年限>2年时，建议行试管婴儿。"

医生："若男方精液存在严重异常，如无精子症、严重少弱畸精子症等，建议行试管婴儿。"

参考文献

中华医学会妇产科学分会妇科内分泌学组. 不孕症诊断指南 [J]. 中华妇产科杂志，2019，54（8）：505-511.

中华医学会生殖医学分会. 不明原因不孕症诊断与治疗中国专家共识 [J]. 生殖医学杂志，2019，28（9）：984-992.

（四川省妇幼保健院生殖中心　秦娟）

如何解读子宫输卵管造影报告？

暖妹儿："医生，我上个月监测排卵正常，金哥精液检查也正常，我们还需要做什么检查呢？"

医生："暖妹儿，你们备孕1年没怀孕，还是建议做一下子宫输卵管造影。"

暖妹儿："医生，子宫输卵管造影准确吗？我听别人说不同的造影剂有区别呢？"

医生："暖妹儿，你还了解得清楚呢。子宫输卵管造影是通过导管向宫腔及输卵管注入造影剂，利用X线或超声摄片，根据造影剂显影情况来了解宫腔形态、输卵管是否通畅及阻塞部位，准确率可以达80%以上。"

医生："造影剂有碘海醇和泛影葡胺。碘海醇造影效果更好，泛影葡胺则对肾功能影响小，肾功能不全的患者可以使用。"

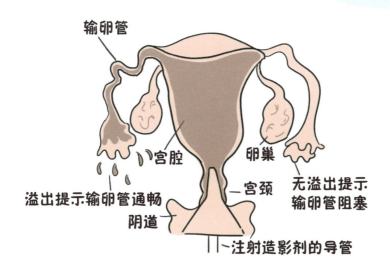

暖妹儿去做子宫输卵管造影了。

金哥："暖妹儿，今天做了子宫输卵管造影，感觉怎么样？"

暖妹儿："还好，做的时候有一点胀痛，休息一会儿就好了，没有想象中那么恐怖。"

金哥："那就好，那报告出来了没有？"

暖妹儿："出来了呀，但我也看不懂，一会去找医生看看。"

医生："今天我们一起看一看子宫输卵管造影报告怎么解读。"

一、子宫

1.子宫充盈缺损：常见于子宫平滑肌瘤、子宫内膜息肉、子宫粘连。

2.子宫轮廓异常：常见于子宫腺肌病、单角子宫等子宫发育畸形。

二、输卵管

1.输卵管通畅：双侧输卵管没有阻力，造影剂弥散好，排除其他原因导致的不孕，可积极试孕。

2.输卵管通而不畅：双侧输卵管有一定阻力，造影剂弥散欠佳。排除其他原因导致的不孕，可积极试孕（因为输卵管造影有一定分离粘连的作用），若继续试孕 3 ～ 6 个月仍未怀孕，可考虑宫腹腔镜手术。

3.输卵管阻塞：盆腔内无造影剂弥散，阻塞最常发生于输卵管壶腹部。①输卵管近端阻塞，即阻塞部位在近子宫角部，输卵管远端未显示，因手术难度大，可考虑试管婴儿。②输卵管远端阻塞，即输卵管近端显示、远端扩张，伞端无造影剂溢出，建议行宫腹腔镜手术或试管婴儿。

4.输卵管与周围组织粘连：①输卵管走行迂曲、僵硬或固定，造影剂弥散少，建议行宫腹腔镜手术或试管婴儿。②输卵管走行呈串珠样改变，考虑可能存在输卵管结核，建议结核专科就诊，治愈后可考虑试管婴儿。

5.输卵管积水：输卵管远端增粗、膨大，呈"腊肠状"，建议行宫腹腔镜手术或试管婴儿。

生殖医生讲不孕

参考文献

中国妇幼保健协会放射介入专业委员会. 输卵管造影技术规范中国专家共识（2022年版）［J］. 中国实用妇科与产科杂志，2022，38（2）：165-169.

中华医学会放射学分会介入专委会妇儿介入学组. 子宫输卵管造影中国专家共识［J］. 中华介入放射学电子杂志，2018，6（3）：185-187.

（四川省妇幼保健院生殖中心　秦娟）

那些"迷路"的胚胎都去哪里了？

暖妹儿和金哥拿着彩超单一脸慌张地冲进诊室："医生，快帮我瞧瞧，什么叫左附件区杂乱回声，异位妊娠待排？"

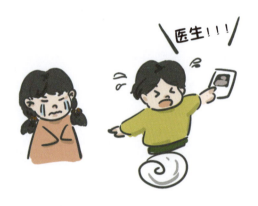

接过金哥手里的彩超单，看到报告显示宫内未发现妊娠囊，医生遗憾地摇了摇头，对暖妹儿说："结合你的停经史、前期血 β 人绒毛膜促性腺激素（β–hCG）检查结果及目前彩超情况，左附件区异位妊娠可能性大。"

一听到这里，暖妹儿紧张地问："什么意思？左附件是什么？"

医生："宝宝怀的位置不对，没有在子宫里面，跑到宫外去了，也就是我们常说的宫外孕。"

暖妹儿呆住了："为什么我会得宫外孕？我平时很注重卫生，也没什么不舒服。为什么我一怀上不给我做彩超看看？那样就能早点发现宫外孕。"暖妹儿一股脑问了很多问题，金哥也没回过神来。

医生："暖妹儿，你的情况现在还比较稳定，先坐下听我详细给你们讲解一下。"

一、什么是异位妊娠？

异位妊娠就是我们俗称的宫外孕，是受精卵着床在除子宫体腔以外的地方。宫颈、宫角、输卵管、卵巢甚至腹腔的其他位置都是受精卵可以着床的位置，其中最常见的是输卵管妊娠（95%），而在输卵管妊娠里，壶腹部妊娠最常见（约占78%），其次为峡部、伞端，间质部妊娠较少见。

二、异位妊娠的高危因素

1. 输卵管炎症。

2. 输卵管妊娠史或手术史。

3. 输卵管发育不良或功能异常。

4. 辅助生殖技术。

5. 避孕失败。

6. 其他因素：吸烟、子宫内膜异位症等。

异位妊娠最常见的高危因素是盆腔炎性疾病，平时无不适不代表没有输卵管炎或者盆腔炎，比如结核导致的盆腔粘连是异位妊娠的一大危险因素。同时也不排除暖妹儿存在输卵管发育不良或功能异常。

三、异位妊娠的临床表现

1. 不规则阴道出血和腹痛：这是异位妊娠的典型临床表现，但不是每位患者都会有这些表现，有的异位妊娠患者直至妊娠包块破裂才会出现腹痛等不适。

2. 血 β-hCG 上升曲线异常：血 β-hCG 上升慢，或者不会像正常妊娠一样出现"翻倍"情况。

四、如何发现异位妊娠

通常在停经 5～6 周可通过超声"看到"宫内孕囊（当然也有早有晚），过早超声检查是"看不到"的，这也是为什么不是一去医院就诊医生就开具彩超检查的原因。

异位妊娠的诊断主要根据停经时间、血 β-hCG 上升情况及患者的临床表现，再结合超声情况综合判断。而经阴道超声在早期诊断异位妊娠中尤其重要，相比经腹部超声检出率更高，且经阴道超声并不像大家误解的那样会导致出血、流产等。

怀孕是一件幸福的事情，是带给家人的"小惊喜"，但是位置不对，容易出现破裂、大出血等，严重时甚至危及生命。

医生："高度怀疑异位妊娠者需要尽快住院，结合具体情况选择治疗方案。"

暖妹儿："医生，那我下次怀孕怎么避免异位妊娠呢？"

医生："异位妊娠的发生原因并未完全弄清楚，高危因素比较多，无法很好地预防异位妊娠的发生。但妊娠后可以及时地发现，你下次发现怀孕尽早到医院检查。虽然你下次怀孕再发生异位妊娠的风险约为10％，但还有90％的可能是正常宫内妊娠，所以不要灰心。"

参考文献

谢幸，孔北华.妇产科学［M］.9版.北京：人民卫生出版社，2018.

鞠小莲.经腹部超声与经阴道彩色多普勒超声早期诊断宫外孕的对比观察［J］.中国医药指南，2016，14（24）：62.

（四川省妇幼保健院生殖中心　孔旭梅）

输卵管阻塞了，选择手术还是试管婴儿？

金哥："暖妹儿，你子宫输卵管造影报告出来没？医生怎么说呢？"

暖妹儿："金哥，医生说我输卵管堵上了。"

金哥："暖妹儿，你身体那么好，输卵管怎么会堵上了呢？"

暖妹儿："是啊，我以前没得过什么病。医生说输卵管堵上的原因有很多，我也不知道究竟是什么原因。"

医生："不孕症是由多种原因导致的生育障碍，其中输卵管因素占 25% ～ 35%，是女性不孕的主要原因。沙眼衣原体感染、淋病、生殖器结核等感染性疾病导致盆腔炎症，以及子宫内膜异位症、盆腹腔手术史均有可能导致输卵管粘连或阻塞。"

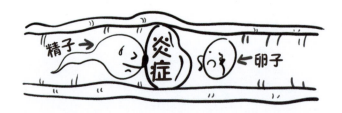

暖妹儿："哦，医生你一说我倒是想起来了，3 年前有一次肚子、腰部胀痛，我到医院检查，医生说我是盆腔炎，住院输了一周的液才好。我以为好了就没什么影响了，后来也没发作过，哪里知道还有这么大的影响。"

金哥："我说你卵泡也不少、排卵也正常，我精液检查也没什么问题，备孕这么久都没怀上，原来是输卵管堵上了。那应该怎么治疗呢？"

暖妹儿："医生说要看输卵管阻塞的情况，也要结合卵巢功能、年龄、男方精液情况等，有的可以选择手术，有的建议试管婴儿，我也没怎么听懂，我们一起再去问问医生。"

医生："输卵管阻塞了，选择手术还是试管婴儿，我们一起来看看。"

一、双侧输卵管近端阻塞

1. 若女方卵巢储备功能正常，男方精液无明显异常，可根据以下情况选择。

（1）若非宫角阻塞，选择性输卵管插管术可使 60%～80% 的患者输卵管恢复通畅，同时妊娠率可达 20%～60%。

（2）若是宫角阻塞，可行输卵管宫角吻合术，因术后宫内妊娠率相对较低，建议选择试管婴儿。

2. 若女方卵巢储备功能减退，建议选择试管婴儿。

二、双侧输卵管远端阻塞

1. 若女方卵巢储备功能正常，男方精液无明显异常，轻度输卵管远端病变的年轻患者可考虑手术。可行腹腔镜下输卵管伞端成形术及伞端造口术。

2. 若女方双侧输卵管积水、年龄较大或合并严重疾病（严重输卵管积水、广泛致密粘连、输卵管近端和远端均阻塞），建议试管婴儿助孕。

三、一侧输卵管阻塞或通而不畅

1. 女方年龄<35岁、卵巢储备功能正常，男方精液正常，不孕年限≤2年，可积极试孕6～12个月。若仍未孕，建议宫腹腔镜联合手术。若术后6～12个月仍未孕，建议试管婴儿。

2. 女方年龄≥35岁、不孕年限≥2年，建议宫腹腔镜联合手术、人工授精或试管婴儿。

参考文献

BRICEAG I, COSTACHE A, PURCAREA V L, et al. Fallopian tubes—literature review of anatomy and etiology in female infertility [J]. J Med Life，2015，8（2）：129-131.

郑国，金钊，冯莉，等. 子宫输卵管造影术中输卵管通畅度的再认识 [J]. 河北医科大学学报，2017，38（8）：921-924.

（四川省妇幼保健院生殖中心　秦娟）

人工授精还是试管婴儿——难以抉择

又是一年春暖花开时，兜兜转转，暖妹儿和金哥已经在门诊就诊 1 年多了。这天，怀着忐忑的心情，他们又来到了诊室。

暖妹儿："医生，怎么办呀？都这么久了，我们还是怀不上，子宫输卵管造影也没问题，其他检查也都基本正常，我们是不是只有做试管婴儿了呀？"

金哥："是呀，听说还有个技术叫人工授精，那我们这种情况到底选择哪种啊？"

医生："别急，别急，针对你们的情况，我今天好好给你们讲一下。"

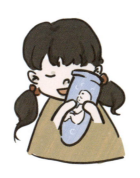

首先，我们来讲一下人工授精。

人工授精是将精子通过非性交方式注入女性生殖道内。

从精液来源区分，人工授精可以分为两类：使用丈夫精子的称为夫精人工授精（AIH），使用精子库精子的称为供精人工授精（AID）。

从精子注射的位置区分，人工授精可分为阴道内人工授精（IVI）、宫颈内人工授精（ICI）、宫腔内人工授精（IUI）、输卵管内人工授精（ITI）等。目前我们使用较多的是宫腔内人工授精。

那什么样的人群适合做人工授精呢？

人工授精就是人为帮助精子进入生殖道和卵子相遇，针对的是那些影响精子和卵子结合的疾病，如男性性功能障碍、精液异常等导致精子无法主动接触到卵子，女性生殖道畸形、宫颈黏液异常等阻碍精子和卵子接触。另外，不明原因性不孕、免疫性不孕和轻中度子宫内膜异位症等，也可尝试人工授精。

医生："针对你们的情况，排卵、精液、输卵管都没问题，但是又1年以上不孕，考虑不明原因性不孕，是可以做人工授精的。"

暖妹儿和金哥听完后又问："医生，但是我们听说试管婴儿成功率更高，我们是不是可以直接做试管婴儿呢？"

医生："不不不，试管婴儿不是我们想做就能做的，有适应的指征（也就是可以做的情况）。"

试管婴儿的医学术语是"体外受精-胚胎移植"，是一种通过人工方法使精子、卵子在体外完成受精和早期胚胎发育，再移植到女性子宫内发育的方法。

简单来说，试管婴儿就是解决源头、通路及其他的问题。源头问题包括排卵障碍、子宫内膜异位症等，通路问题包括输卵管异常（包括阻塞、缺如、粘连或者手术导致的功能丧失）。试管婴儿是人工授精的升级版，针对其他原因行人工授精后失败的患者（包括不明原因性不孕、免疫性不孕等）。

金哥和暖妹儿又疑惑地问道："那是不是只要满足上述条件就可以做人工授精或者试管婴儿了呢？"

绝对不是！

人工授精或者试管婴儿也有禁忌证（也就是不允许做的情况）。

夫妻双方有炎症（生殖泌尿系统炎症、性传播疾病）、不良嗜好（吸毒、酗酒）、精神疾病、认知功能障碍、接触致畸量放射线可能导致精子、卵子异常、女方患有其他疾病不能生育者，均不可行人工授精或试管婴儿。

暖妹儿和金哥听完医生的详细解释后明白了，准备开始做人工授精啦！

参考文献

黄荷凤. 实用人类辅助生殖技术［M］. 北京：人民卫生出版社，
2018.

谢幸，孔北华. 妇产科学［M］. 9版. 北京：人民卫生出版社，
2018.

（四川省妇幼保健院生殖中心　孔旭梅）

你的卵巢还年轻吗？

"叮叮"（信息送达）。

暖妹儿："金哥，闺蜜让我去查一下AMH。"

金哥："那是什么东西呀？"

暖妹儿："不知道呀，闺蜜说我们备孕的话就去查一下。"

金哥："哼，连是什么东西都不知道就说查查查，你不问下医生吗？"

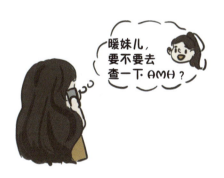

医生："AMH（anti-Mullerian hormone），中文全称抗米勒管激素，是卵巢产生的一种二聚体糖蛋白激素，由卵巢内的窦前卵泡和小窦卵泡中的颗粒细胞分泌、合成。AMH主要反映卵巢储备功能情况，即"卵泡储备仓库"内剩余卵泡的数

量。这一指标反映了女性生殖内分泌功能与生育的潜能。"

医生："与性激素相比，AMH波动小，加上AMH与窦卵泡数量、年龄有直接关系，因此，临床上使用血清AMH水平作为评估卵巢功能的指标之一。"

暖妹儿："那我查一下吧，看一下我的卵巢功能怎么样。"

金哥："别着急，医生，这种激素类的检查是不是都要月经期进行啊？"

医生："AMH值比较稳定，不随月经周期变化，可在月经周期的任何时间抽血检查，也不需要空腹。"

暖妹儿："那这个检查结果在哪个范围内算正常呢？"

医生："女性的AMH水平在出生后逐渐上升，在青春期达到顶峰（峰值年龄为24.5岁），成年后随着年龄递增，卵巢储备功能会逐渐下降，卵泡数量减少，血清AMH水平每年下降约5.6%，停经后检测不到AMH。"

医生："正常育龄女性的AMH值为 $2.00 \sim 6.80\,\mathrm{ng/mL}$，35岁后急速下降。当女性的AMH值较低时很可能意味着卵巢功能早衰或为更年期的早期迹象。"

医生："AMH值超过 $6.8\,\mathrm{ng/mL}$ 时，考虑有卵巢囊肿、多囊卵巢综合征（PCOS）的倾向。"

暖妹儿："糟了，我的AMH值只有 $0.9\,\mathrm{ng/mL}$，是不是太低了？我是不是没法怀宝宝啦？"

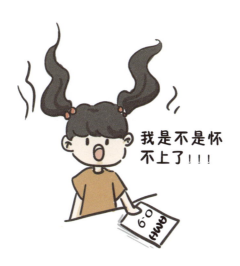

医生："AMH值虽然可以反映卵泡的数量，但无法告诉我们卵子质量如何。卵子质量与年龄紧密相关，超过35岁，卵子质量明显下降。除此之外，不良的生活习惯（吸烟、酗酒、熬夜等）、环境污染物（双酚A、二噁英、重金属等）、基础疾病（代谢综合征、子宫内膜异位症、多囊卵巢综合征等）、医源性损伤等均会对其造成影响。"

暖妹儿非常着急："可是我今年才26岁，月经也一直很规律，我还有机会要宝宝吗？"

医生："暖妹儿，如果你的基础性激素及窦卵泡个数与AMH值降低结果一致，提示卵巢储备功能减退，卵巢功能早衰的风险增加。有要宝宝的计划就需要积极备孕，如果其他方面均正常，如输卵管通畅、排卵规律，男方精液等均无问题，仍有机会自然妊娠。"

为什么年纪轻轻就会发生卵巢储备功能减退呢？在排除了环境、生活、疾病、医源性操作的影响后，我们还需要了解暖妹儿家族女性亲属的围绝经期情况。遗传因素在卵巢储备功能减退的发生中也有重要作用，约 15% 的患者有家族聚集性倾向。这类患者可考虑进行染色体检查、全外显子组测序等来探明病因。目前已知的与卵巢储备功能减退有关的基因改变：X 染色体异常和基因缺陷，如 *FMR*1、*FSHPRH*1、*XIST* 等基因的突变；卵巢功能相关基因变异，如 *FIGLA* 转录因子、*NOBOX* 基因异常；DNA 损伤修复及同源重组基因变异，如范科尼贫血通路抑制，乳腺癌易感基因 1、2 异常等。

参考文献

岳朝艳，钱佳能，应春妹. 血清抗苗勒管激素方法学比较及女性正常参考区间建立［J］. 中华检验医学杂志，2016，39（6）：454-456.

邱玲，李丹丹，程歆琦. 抗缪勒管激素的临床应用［J］. 协和医学杂志，2017，8（4）：229-234.

赵丽，吕时铭. 抗苗勒管激素的研究与应用进展［J］. 中华检验医学杂志，2014，37（7）：509-512.

（四川省妇幼保健院生殖中心　余亭　吴洋）

生娃要趁早？卵巢会"歇业"吗？

与暖妹儿和金哥一样，很多年轻夫妻都有过被催生的经历，来自父母的关心及七大姑八大姨的问候往往让人"崩溃"。明明长辈是出于好心，却让人很糟心。

其实长辈的催生也不无道理，让我们一起来聊聊这个话题。

20多岁的时候，大家总觉得自己还年轻，还有大把的青春可以挥洒，很多人还没有把结婚和生孩子提上日程。等到30多岁的时候，就不得不面临"被催"的命运。然而当你开始备孕时，才发现怀孕这件事跟想象中的不一样。为什么20多岁的时候那么容易怀上，现在想怀却迟迟怀不上？

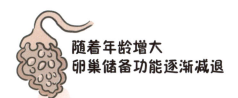

随着年龄增大
卵巢储备功能逐渐减退

国际妇产科联盟（International Federation of Gynecology and Obstetrics，FIGO）将年龄≥35岁的妊娠定义为高龄妊娠。有研究表明，不孕症的发生率随女性年龄的增加而逐步升高（表2）。

表2　各年龄段不孕症发生率

年龄（岁）	20～25	25～30	30～35	35～40	40～45
不孕症发生率（%）	6	9	15	30	64

库存有限，卵子也是有保质期的！

作为女性重要生殖器官的卵巢，具有储存卵子、排卵及合成并分泌性激素等功能。卵巢就像一个储存器，里面储存着卵子，而卵子数量从胎儿时期就已经决定了，随着年龄的增长，卵巢储备功能减退，卵子的数量也会慢慢变少，直到完全耗竭。

卵子过了保质期，质量也会下降！

越晚怀孕，卵子受到外界有毒因素的影响就越大，加之年龄的增加导致卵子减数分裂染色体不分离的概率增高，使早期胚胎的非整倍体发生率增加，自然流产率也随之升高。

当你看到这儿的时候，可能你仍旧不死心。说得那么吓人，现在科学那么发达，以后年龄大了怀不上还可以做试管婴儿呀！

高龄女性虽然可以通过辅助生殖技术来获得较多的卵子和胚胎，但是自身卵子质量变差是不可逆的，因此即便采用试管婴儿也难以正常妊娠。再者，从优生优育的角度出发，即便怀上了，高龄妊娠者妊娠期患糖尿病、高血压的风险也会增高，新生儿早产及出生缺陷的风险也会增高。

2012 年加拿大妇产科学会的指南指出：35～45 岁的妊娠女性自然流产率可达 40%；45 岁以上为 60%～65%；在活产率方面，38～40 岁女性活产率为 19.2%，41～45 岁迅速降为 12.7%，＞45 岁活产率仅有 1.5%。

抓住生育的最佳年龄，不要等到卵巢"歇业"再来懊悔。

要想生育一个健康的宝宝，最重要的还是适龄婚育，把握机会，科学备孕。

参考文献

李梅. 高龄女性的卵子和胚胎质量［J］. 山东大学学报（医学版），2017，55（1）：16-21.

罗珊，杨业洲. 雄激素预处理改善高龄妇女获卵数量和质量的效果评价［J］. 中国计划生育和妇产科，2016，8（12）：4-7.

罗倩倩，夏桂成，谈勇. 高龄妇女生育能力减退之备孕策略［J］. 中华中医药杂志，2021，36（10）：5926-5929.

卢文肖，韩冰. 父母不同生育年龄与妊娠结局的关系［J］. 航空航天医学杂志，2021，32（9）：1027-1030.

（四川省妇幼保健院生殖中心　邓希）

得了卵巢巧克力囊肿需要做手术吗？

阳光明媚的一天，当备孕的暖妹儿拿到彩超报告单时，如同遭受晴天霹雳。金哥急忙接过报告单，只见上面写着"卵巢巧克力囊肿"。

金哥："卵巢巧克力囊肿是什么呀？是不是你平时巧克力吃多了？"

暖妹儿："哎呀，你不要乱说，我马上去问医生！"

很多女性在体检的时候发现卵巢巧克力囊肿，最担心的问题就是会不会影响备孕，要不要做手术。

卵巢巧克力囊肿是子宫内膜异位症的一种。目前对其病因尚不明确，只提出可能的致病学说，其中最被临床认可的是子宫内膜种植学说。女性子宫内膜种植到了卵巢上，仍具有内膜的活性，会随着月经周期剥脱出血，但由于血液不能排出体外，于是包裹形成囊肿，逐渐增大，在卵巢内被吸收，再出血，再被吸收……时间长了会形成陈旧性积血的囊肿，黏稠如糊状，呈褐色似巧克力，所以被称为巧克力囊肿。

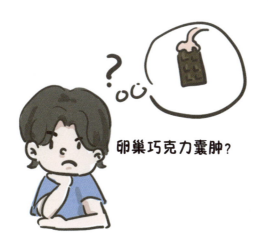

卵巢巧克力囊肿？

一、卵巢巧克力囊肿对生育能力有何影响？

卵巢巧克力囊肿，有着甜蜜的名字，却给患者带来苦涩。卵巢巧克力囊肿在育龄女性中的发病率为 10% ～ 15%，患者不孕率高达40% ～ 50%。子宫内膜异位症虽然为良性病变，但具有类似恶性肿瘤局部种植、浸润生长及远处转移的能力，因此可能导致盆腔粘连，使输卵管及卵巢解剖结构改变，影响输卵管的蠕动性、伞端的拾卵功能。粘连的组织会覆盖一部分卵巢皮质，干扰正常的排卵。盆腔及子宫内膜微环境改变导致子宫内膜容受性下降，影响胚胎着床。除此之外，卵巢巧克力囊肿本身就会影响卵巢的正常组织结构，导致卵巢储备功能减退。而手术剥除卵巢巧克力囊肿会进一步导致卵巢功能受损，尤其是双侧卵巢巧克力囊肿剥除术，这对于育龄女性来说无疑是雪上加霜。

二、先手术还是先怀孕？

这个就要具体情况具体分析了。卵巢巧克力囊肿应以患者为中心，开展个体化治疗。考虑到卵巢巧克力囊肿容易复发，手术操作及卵巢巧克力囊肿本身都会对卵巢功能产生影响，需不需要先行手术处理，还得根据具体情况个性化处理。

首先要了解卵巢储备功能。

年轻或有生育需求的患者，可通过AMH、月经第3天性激素和窦卵泡计数（AFC）等检查评估。若卵巢储备功能良好、输卵管通畅，男方精液检查正常，可行门诊卵泡监测指导同房或夫精人工授精，以提高妊娠率。3～6个月仍未怀孕，可开始尝试体外受精（IVF）助孕。

对于年龄≥35岁、卵巢储备功能减退、不孕年限长，或者合并有输卵管/男方因素，或者卵巢巧克力囊肿术后1年未怀孕者，建议直接行试管婴儿助孕。

然后看囊肿大小和症状。

《中国子宫内膜异位症诊治指南（第三版）》提出，卵巢巧克力囊肿手术要满足以下3个适应证之一：①囊肿直径≥4cm；②合并不孕；③疼痛，药物治疗无效。

而卵巢巧克力囊肿的药物治疗要满足以下2个适应证之一：①囊肿直径＜4cm；②有盆腔疼痛。

直径≥4cm的囊肿可能会明显影响卵巢功能，手术作为一把"双刃剑"，切除囊肿后卵巢储备功能也会相应减退。所以，对于年轻、有生育需求的患者，若术前诊断卵巢储备功能减退，建议先去生殖中心咨询，考虑取卵冻胚后再进行手术。针对符合药物治疗适应证的单纯卵巢巧克力囊肿患者，可选择口服避孕药、孕激素类药物、促性腺激素释放激素激动剂（GnRH-a）等治疗。暂时没有其他不孕因素的患者建议积极试孕，可以使用地屈孕酮治疗，缓解子宫内膜异位症相关疼痛的同时，对排卵功能也无影响。

还要看囊肿的性质。

虽然卵巢巧克力囊肿出现恶变的总体风险较低（通常低于 0.8%），但出现以下情况必须首先考虑手术：怀疑恶变倾向、怀疑囊肿破裂导致的急腹症、巨大的囊肿等。应先行腹腔镜下手术剥除卵巢巧克力囊肿，明确病理性质后再决定助孕方案。但与此同时，患者的卵巢储备功能可能会相应减退。

因此，在卵巢巧克力囊肿的诊治中应注意保护患者的生育能力，依据患者年龄、意愿、病变程度、生育指数、卵巢储备功能等因素综合制定治疗策略。目前常用的女性生育能力保存方法包括胚胎冷冻、卵母细胞冷冻和卵巢组织冷冻。《子宫内膜异位症患者生育力保护的中国专家共识（2022版）》指出，对于卵巢储备功能减退，或有卵巢功能衰竭高风险的子宫内膜异位症患者，在进行双侧卵巢子宫内膜异位囊肿剥除术前，或者复发的子宫内膜异位症患者，有必要告知患者及其家属相关生育能力保存方法。

总而言之，卵巢巧克力囊肿对育龄女性生育能力影响较大，患者应把握黄金时间尽早怀孕。因此，当罹患卵巢巧克力囊肿时，应结合生育能力、症状、保守治疗效果、囊肿性质等情况综合判断。治疗和促进生育是同等重要的，应将保护卵巢功能、生育功能放在首位，个体化治疗。

参考文献

孙梦祝，黄文庆.子宫内膜异位症的发病机制与临床诊疗研究进展［J］.国际检验医学杂志，2023，44（16）：2017-2022.

岳静，靳镭.子宫内膜异位症对女性生育力的影响及评估方法［J］.实用妇产科杂志，2015，31（1）：7-9.

中国医师协会妇产科医师分会.子宫内膜异位症诊治指南（第三版）［J］.中华妇产科杂志，2021，56（12）：812-824.

闫真真，张琪，赵烨.卵巢子宫内膜异位囊肿卵巢功能保护研究进展［J］.国际妇产科学杂志，2023，50（4）：461-465.

（四川省妇幼保健院生殖中心　何丽冰）

结核病对生育能力有影响吗？

暖妹儿："哎呀，金哥，昨天我看到一对小夫妻在诊室门口哭，好可怜啊。"

金哥："他们为什么哭呀？"

暖妹儿："好像是子宫内膜有结核，要吃整整一年的抗结核药，生宝宝的事情又得推迟了。"

金哥："只听说过肺结核、肠结核，子宫内膜还会得结核啊？"

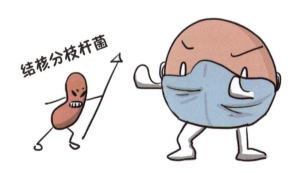

结核分枝杆菌

医生："由结核分枝杆菌引起的女性生殖器炎症，称为生殖器结核，又称结核性盆腔炎。它对于女性生育能力的破坏性极大，有些甚至是毁灭性的打击。我们知道卵巢是女性卵子的储存基地，输卵管是卵子的运输通道，子宫内膜是胚胎着床的土壤。而结核分枝杆菌可悄悄通过血液传播、腹膜结核或肠结核直接蔓延、消化道结核经淋巴传播、性传播等多种形式，让卵巢、输卵管、子宫内膜、宫颈及外阴无一幸免。"

一、生殖器结核有症状吗？

多数患者无明显症状，阳性体征不多，容易被忽略。在详细追问病史后发现有以下特征者，应考虑生殖器结核。

1. 不孕：多数生殖器结核患者因不孕而就诊。在做子宫输卵管造影检查时医生可发现宫腔狭窄、变形，边缘呈锯齿状；输卵管僵直、增粗或呈串珠样改变，伞端外翻如烟斗嘴状。有的病灶显现为钙化灶，碘油进入子宫一侧或双侧静脉丛。

2. 月经失调：早期因子宫内膜充血或溃疡引起经量过多，随着破坏加重，后期表现月经稀发、闭经。

3. 下腹坠痛：由于盆腔炎性粘连，可有下腹坠痛。

4. 全身症状：结核病活动期可有发热、盗汗、乏力、食欲减退、体重减轻等。

暖妹儿："那还有哪些检查提示可能患结核？"

医生："还有血沉、胸部X线检查、盆腔X线检查、痰培养、结核菌素试验、γ–干扰素释放试验、子宫内膜诊刮术、腹腔镜探查术。"

二、得了结核病还能怀孕吗？

暖妹儿："听说那个姑娘就是做宫腔镜发现子宫内膜慢性肉芽肿性炎症，医生马上让她转诊到传染病医院做规范抗结核治疗了。等她治疗好了，还有机会移植胚胎。"

医生："结核病一旦确诊，应转诊至结核病专科医院采用抗结核治疗。遵循早期、联合、规律、适量、全程的治疗原则。"

暖妹儿："哪些生殖器结核患者需要寻求辅助生殖技术的帮助？"

医生："药物治疗控制良好、非活动性结核病患者，卵巢功能非毁灭性打击，但治疗后未能成功怀孕的，可以寻求辅助生殖技术帮助妊娠。"

医生："为实现终结结核病流行的目标，必须坚持以患者为中心的防、诊、治、管、教综合防治措施，即通过积极采取多渠道、多手段，早发现、早报告、早治疗、早管理结核病患者。"

金哥："还是要提高防病意识，不要去人多的地方凑热闹，小心一个喷嚏'送'你一个慢性病。"

暖妹儿："知道了，我外出穿的鞋子都尽量不穿进家里，谁知道有没有哪个结核病患者随地吐痰，结核分枝杆菌就跟着我进门了呢！"

医生："开展全程管理和全过程关怀，以提高患者的治疗依从性和治愈率，关注边远山区、经济落后的地区，最大可能地减少病原菌在家庭和社会中的传播；通过健康教育形成全民共参与、群防群控的氛围，通过研究创新增强科学防控水平，各项措施密切配合、互相促进，最终实现结核病的有效防控，实现生育能力的有效保护，避免母儿不良结局。"

参考文献

谢幸，孔北华. 妇产科学［M］. 9版. 北京：人民卫生出版社，2018.

中国疾病预防控制中心结核病预防控制中心. 中国结核病防治工作技术指南［M］. 北京：人民卫生出版社，2021.

黄荷凤. 实用人类辅助生殖技术［M］. 北京：人民卫生出版社，2018.

（四川省妇幼保健院生殖中心 赖微）

"播种"的季节到了，你的"土壤"需要检查一下吗？

　　暖妹儿："金哥，我今天去抽血，医生说我又没怀上，还让我做宫腔镜检查，我好着急啊！"

　　金哥："暖妹儿，别着急，医生有没有说为什么要做宫腔镜检查？"

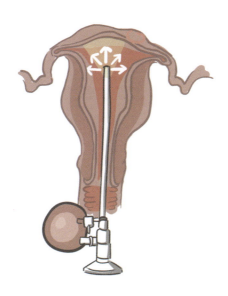

　　暖妹儿："医生说我又没怀上，要排除有没有子宫内膜

炎，这个通过彩超看不到，要做宫腔镜检查才能弄清楚。我平时那么注意卫生，肚子也不痛，怎么可能有炎症嘛。做宫腔镜检查还要住院，肯定好痛，我好害怕啊！"

金哥："别怕别怕，我们去问问医生什么是子宫内膜炎。"

医生："子宫内膜炎一般没有腹痛等不适，目前认为是由于宫腔内微生物感染造成的子宫内膜慢性炎症，影响子宫内膜容受性，造成不孕、反复着床失败或复发性流产等不良妊娠结局。"

暖妹儿："那为什么一定要做宫腔镜检查呢？好麻烦啊！"

医生："子宫内膜炎主要表现为多发微小息肉，子宫内膜呈'草莓征'，子宫内膜充血、腺体开口覆盖有白色分泌物，间质水肿等。这些细微改变通过彩超是无法分辨的，需要做宫腔镜检查才能发现。"

金哥："那到底哪些人需要做宫腔镜检查呢？"

医生："胚胎移植失败、原发性不孕、既往有盆腔炎史、超声检查发现子宫内膜回声异常、习惯性流产等不孕患者，建议行宫腔镜检查。宫腔镜检查的同时会对子宫内膜进行取样，取样组织进行染色查 CD 38、CD 138，若检查结果呈阳性，可进一步明确子宫内膜炎的诊断。"

暖妹儿："那做宫腔镜检查有什么需要注意的吗？是不是很痛啊？"

医生："宫腔镜检查的最佳时机是月经干净后 3～7 天。

不同房、不同房、不同房（重要的事情说三遍）。目前宫腔镜检查是全麻的，所以手术时没有疼痛感，术后会有轻微腹胀。"

医生："当然，合并子宫内膜炎也不用过于紧张，通过规范、足量的抗生素治疗，大部分患者可治愈。"

一些医院已开展门诊宫腔镜检查，经过充分术前准备及麻醉评估，若无禁忌，大部分患者可在门诊行宫腔镜检查。

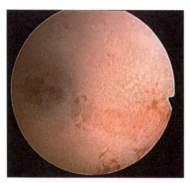

右侧输卵管开口处内膜充血

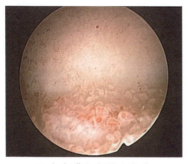

子宫内膜多发微小息肉

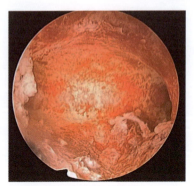

子宫内膜片状充血

参考文献

孙迪，杨硕，李蓉，等.胚胎移植未孕史患者筛查慢性子宫内膜炎时机的探讨［J］.中华生殖与避孕杂志，2022，42（9）：894-901.

赵静，黄国宁，孙海翔，等.辅助生殖技术中异常子宫内膜诊疗的中国专家共识［J］.生殖医学杂志，2018，27（11）：1057-1064.

耿婷，谭宗建，张栩.宫腔镜联合子宫内膜浆细胞检查对再次体外受精-胚胎移植妊娠结局的影响［J］.中国实用妇科与产科杂志，2018，34（10）：1159-1162.

OLESEN M S, HAUGE B, OHRT L, et al. Therapeutic endometrial scratching and implantation after in vitro fertilization: a multicenter randomized controlled trial［J］. Fertil Steril, 2019, 112（6）：1015-1021.

（四川省妇幼保健院生殖中心　秦娟）

吃榴莲能让子宫内膜变厚吗？

暖妹儿："金哥，好消息，我今天加了一个群，群里的姐妹们都在说，移植成不成，关键看内膜，要想内膜好，榴莲不可少。你看，我这两个榴莲买得好不好？"

金哥："靠不靠谱啊？"

暖妹儿："靠谱得很，我都'上网查'了，好多人都这么说。"

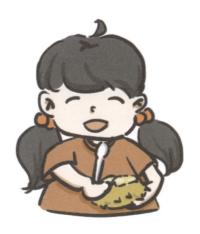

于是乎，那段时间，暖妹儿与金哥的小家总是充满了榴莲的味道，而那些吃不惯榴莲的朋友连他们家的门都不敢

进了。

先别着急吃榴莲，榴莲这些食物真的能让子宫内膜变厚吗？

其实不管何种食物，它们的主要成分都是淀粉、脂肪、蛋白质、水、无机盐、维生素和微量元素。其中水、无机盐、维生素和微量元素是小分子的无机物，不需要消化可以直接被人体吸收，而淀粉、蛋白质和脂肪在体内最终都被分解为葡萄糖、氨基酸、甘油和脂肪酸。

胚胎要着床，子宫内膜很关键。而影响子宫内膜生长的主要因素是雌激素。雌激素使子宫内膜腺体和间质增生、修复，为受精卵着床做好准备。而榴莲这些食物里是不含雌激素的！

那么，雌激素又是从哪里来的呢？

体内：在下丘脑–垂体–卵巢轴的精密配合下，女性每月排一次卵，雌激素水平在排卵时和排卵后 1 周达到两次高峰。生理状态下，雌激素主要由卵巢产生。子宫内膜在雌激素和孕激素的作用下产生周期性的变化，从增生期到分泌期，厚度从薄到厚，如果当月没有怀孕，子宫内膜会剥脱，月经来潮。

体外：可以给予一定剂量的雌激素药物促使子宫内膜生长。试管婴儿技术中常用的激素替代疗法，就是为了准备好子宫内膜！

所以，雌激素才是让内膜增厚的关键，而榴莲不含雌激素，含的是蛋白质、糖、脂肪、纤维素等，榴莲吃多了不会长内膜，只会长肉！

多说一句，子宫内膜厚度主要和雌激素水平有关，但是人流、清宫等宫腔操作导致宫腔粘连或损伤子宫内膜基底层（不可再生层），也会影响子宫内膜厚度。如果只是单纯内分泌因素造成的子宫内膜薄，可用激素调整（一定要在医生指导下使用）。如果是机械性损伤影响子宫内膜，大多需要宫腔镜手术，但若累及子宫内膜基底层导致内膜瘢痕化，医生恐怕也无能为力了。

要想内膜长得好，专业建议不可少！

参考文献

谢幸，孔北华.妇产科学［M］.9版.北京：人民卫生出版社，2018.

李移，李尚德，莫丽儿，等.榴莲果中微量元素的分析［J］.广东微量元素科学，2001（12）：60-61.

李蕾，范英英，李净羽，等.子宫内膜损伤在辅助生殖中应用的研究进展［J］.实用妇产科杂志，2021，37（1）：32-35.

（四川省妇幼保健院生殖中心　梁梅玉）

月经量多、月经量少都会影响怀孕吗？

暖妹儿："哎呀，我现在月经量越来越少，颜色还深，都成黑褐色了，会不会影响怀孕啊？我是不是要绝经了？"

欢欢（暖妹儿的闺蜜）："我倒是希望我的月经量能少一些，可以节约卫生巾，也不用担心侧漏带来的尴尬。"

暖妹儿："月经量多是好事啊，我羡慕还来不及呢。月经量多代表你还年轻，我曾经也年轻过……"

欢欢："但是每次生理期血流得太多了，要用几包卫生巾，晚上用成人纸尿裤也会浸透，我都有点招架不住了，整天头晕乏力的。"

暖妹儿："你是不是体内毒素有点多啊？"

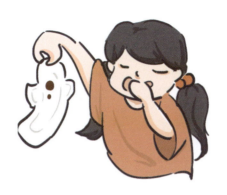

一、如何判断月经量是否正常？

正常月经量波动范围比较大，女性一个经期正常的月经量为 5 ～ 80 mL。实际操作中我们不可能做到准确量化，但可以通过以下情况判断月经量是否正常：如果经期大部分时间里，每 2 小时需要更换经血浸透的卫生巾/卫生棉、经期出现大血块、夜间需常更换卫生巾/卫生棉，身体、社交、情绪和日常生活等受到影响，应警惕是否存在月经量过多；如果感觉经血明显减少，呈点滴状，则应警惕月经量过少。

二、月经量少会影响怀孕吗？

一个经期月经量＜ 5 mL 为月经量少，5 mL 约等于一个矿泉水瓶盖的量。绝大部分女性感觉的月经量少其实都在正常范围，并不影响怀孕。

月经量少最常见的原因是既往宫腔操作史，如人流或引产搔刮子宫内膜，导致子宫内膜基底层受损，甚至发生宫腔粘连；还有部分患者是特殊细菌，如结核分枝杆菌感染所致。宫腔粘连、病理性薄型子宫内膜、结核感染等导致的月经量少，都会增加不孕风险。

三、月经量多会影响怀孕吗？

一个经期月经量＞80 mL为月经量多，很多人有"经血排毒"的错误观点，误以为月经量越多越好，殊不知经血就是来自体内血液循环系统的正常血液，每个经期过多的出血量会导致失血性贫血。

发生月经量多时一定要寻找背后的原因，最常见的原因包括子宫内膜息肉、子宫内膜异常增生、子宫腺肌病、子宫黏膜下肌瘤、肌壁间肌瘤，还有全身性疾病如凝血功能障碍、肝功能异常、肾功能异常等。这些原因不纠正，不仅会影响怀孕，还会影响身体健康。所以如果你的经期有大血块，或者夜间需要更换卫生巾/卫生棉或用成人纸尿裤，或者已经影响到生活和工作，建议及时到医院就诊。

四、月经量少会提前绝经吗？

一般不会，月经量和生育能力、卵巢功能、绝经时间没有直接的关系。很多女性担心月经量减少会逐渐发展到绝经，误以为经血颜色鲜红才是身体正常的表现，颜色深或褐色就是异常的。其实月经量波动的范围比较大，经血在空气中氧化后呈现褐色，都属于正常现象。前面也提到绝大部分患者自我感觉的月经量少其实是正常的。

和月经量相比，月经周期与卵巢功能关系更密切一些。如果月经周期进行性缩短，从以前的 28～30 天逐渐缩短，甚至不到 24 天，或者月经周期紊乱，可以到医院来检查一下卵巢功能：月经期第 2～3 天查性激素、AMH、阴道超声计数窦卵泡（<1 cm 的卵泡）。

这么看起来，欢欢的月经量过多，都有头晕乏力的症状了，应该及时到医院看看。暖妹儿如果月经周期规律，既往没有宫腔操作史，没有不明原因咳嗽、消瘦或低热，可以先顺其自然地备孕。

参考文献

MUNRO M G, CRITCHLEY H O D, FRASER I S. The two FIGO systems for normal and abnormal uterine bleeding symptoms and classification of causes of abnormal uterine bleeding in the reproductive years: 2018 revisions ［J］. Int J Gynaecol Obstet, 2018, 143（3）: 393−408.

中华医学会妇产科学分会妇科内分泌学组. 异常子宫出血诊断与治疗指南（2022更新版）［J］. 中华妇产科杂志, 2022, 57（7）481−490.

（四川省妇幼保健院生殖中心　李蓉）

什么？暖妹儿得了多囊卵巢综合征！

　　金哥搀扶着焦虑的暖妹儿，两人一起来到医院就诊。暖妹儿皱着眉头，看起来非常不安。

　　金哥："别急，亲爱的，我们来这里就是为了找到解决的办法。"

　　暖妹儿："可是我真的不知道发生了什么事情，最近几个月我的身体变化太大了，月经不来、体重上涨、脸上痘痘增多，嘴巴边还开始长小胡子，我都快绝望了。"

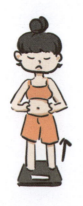 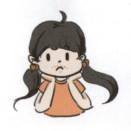

　　医生认真地听取了暖妹儿的症状描述，开始进行体格检查和问诊。

医生："根据你描述的症状，你很有可能是得了多囊卵巢综合征。我们需要做进一步的检查来确认诊断。"

暖妹儿："多囊卵巢综合征？那是什么病啊？会影响我怀孕吗？"

医生："多囊卵巢综合征是一种常见的内分泌紊乱疾病，会导致月经不规律、多囊卵巢、激素失衡等问题，确实会影响生育。但不用太担心，我们会给你制订合适的治疗方案。"

医生建议暖妹儿进行B超检查，以确认是否患有多囊卵巢综合征。

医生："暖妹儿，我们来看看B超的检查结果吧。"

医生："看这里，暖妹儿，我们的'泡泡'还是有点多。"

暖妹儿："什么？'泡泡'多是什么意思？这就是多囊卵巢综合征吗？"

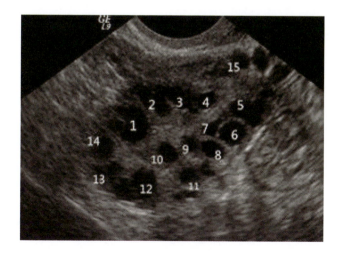

医生："暖妹儿，别着急。B超看见'泡泡'多是卵巢多囊样表现，就是卵巢内显示出多个囊泡样结构，而且'泡泡'大小不一，这是多囊卵巢综合征的典型表现。但并非所有B超提示卵巢多囊样表现的情况都属于多囊卵巢综合征，还需要进一步评估其他指标。"

医生："暖妹儿，根据你的症状和B超检查结果，我们可以初步确定你患有多囊卵巢综合征。别担心，虽然是慢性病无法治愈，但所有的症状都可以控制。"

暖妹儿："那要怎么治疗？需要多长时间才能治好？"

医生："别着急，我们还需要进一步完善糖脂代谢、雄激素水平等检查。针对每个患者的个体情况，采取调节生活方式、服用口服避孕药或者其他药物、控制体重、规律运动等措施。同时，我们也会关注你的心理健康，因为情绪对内分泌也有着很大的影响。"

金哥："原来还有这么多治疗方法，我会好好监督她的。"

医生："对的，家人的陪伴和支持也很重要。"

暖妹儿："好的医生，我一定好好配合治疗！"

小提示

B超检查看见"泡泡"多就没救了吗？

首先，B超检查提示多囊样改变并不能确诊多囊卵巢综合征，通常需要依靠症状、体格检查、B超检查、激素水平检测等多方面情况综合评估。

根据 2023 年发布的《多囊卵巢综合征评估和管理建议的国际循证指南》，多囊卵巢综合征的诊断标准如下。

在成人中，需要在排除特征表现的其他原因后，符合以下两种情况：①临床/生化高雄激素症。②排卵功能障碍：表现为长期不排卵或排卵不规律。③超声显示多囊卵巢及 AMH 水平升高：超声检查显示卵巢上有多囊卵泡，而高水平的 AMH 是多囊卵巢综合征的特征之一。

在青少年中，高雄激素血症和排卵功能障碍是诊断多囊卵巢综合征必需的两个条件，由于特异度差，不建议使用超声检查和 AMH 检测。需要注意的是，青春期多囊卵巢综合征的诊断更加复杂，因为青春期本身就会伴随激素水平波动和生理变化。因此，在进行诊断时，医生会综合考虑患者的整体情况，并排除其他可能引起相似症状的疾病。最终的诊断还需要基于专业医生的临床判断和检查结果。

即便诊断为多囊卵巢综合征也不可怕，针对多囊卵巢综合征有多种治疗措施，包括调整生活方式、药物治疗等。此外，我们可以通过保持良好的生活习惯、均衡饮食、适量运动等方式来降低患病风险。

参考文献

Rotterdam ESHRE/ASRM-Sponsored PCOS consensus workshop group. Revised 2003 consensus on diagnostic criteria and long-term health risks related to polycystic ovary syndrome （PCOS）［J］. Hum Reprod, 2004, 19（1）: 41-47.

TEEDE H J, TAY CT, LAVEN J, et al. Recommendations from the 2023 international evidence-based guideline for the assessment and management of polycystic ovary syndrome［J］. Hum Reprod, 2023, 38（9）: 1655-1679.

TEEDE H J, TAY C T, LAVEN J J E, et al. Recommendations from the 2023 international evidence-based guideline for the assessment and management of polycystic ovary syndrome［J］. J Clin Endocrinol Metab, 2023, 108（10）: 2447-2469.

（四川省妇幼保健院生殖中心　于小煜）

患了多囊卵巢综合征，备孕需要注意什么呢？

金哥和暖妹儿是一对渴望拥有自己宝宝的小夫妻，上次就诊后，他们已经开始备孕一段时间了，但是一直没有成功。

金哥："暖妹儿，我们已经备孕一段时间了，为什么还没有好消息呢？"

暖妹儿："我也不知道，或许我们需要去医院做一些检查才能找到原因。"

暖妹儿："医生，上次检查后我都保持良好的心态在备孕，家里炖的滋补餐我也吃着，叶酸我也吃着，都长胖了 2 斤，但还是没有成功怀上宝宝。"

金哥："是的，医生。为了保持营养均衡，我每天都给暖妹儿做 4 顿大餐，鸡鱼肉蛋奶、水果、坚果天天都给她补着！每天让她开开心心的，什么都不让她做，碗都给她送到手上呢！"

医生："金哥、暖妹儿，可不是这么备孕的！多囊卵巢综合征是一个需要综合治疗的疾病，让我来为你们详细解释一下。仔细听，一会儿要考试的！"

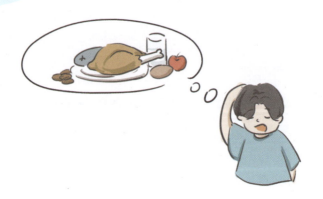

敲黑板！多囊卵巢综合征轻松备孕小贴士！

当面对多囊卵巢综合征时，轻松备孕的关键在于综合采取一系列有效的措施，涉及生活方式的调整、心理健康的维护、药物治疗和必要时的辅助生殖技术。

生活方式调整（强推荐）

• 饮食调理：健康的饮食习惯是维持身体稳定状态的重要保障。建议多摄入富含纤维素和低血糖生成指数（GI值）的食物，如蔬菜、水果、全麦食品等，同时减少高糖、高脂食物的摄入。保持饮食均衡有助于稳定血糖水平和减轻体重。注意，饮食均衡可不是每天什么都吃！还是要控制量！

• 运动锻炼：适度的运动有助于促进血液循环和新陈代谢，对改善多囊卵巢综合征症状和提高生育率有很大的益处。建议选择适合自己的运动方式，如散步、瑜伽、游泳等，每周保持一定的运动量。

• 规律作息：保持良好的作息习惯对于调节内分泌、提高免疫力和改善生育状况至关重要。建议每天保持固定的起床和就寝时间，避免熬夜和过度疲劳。良好的作息习惯有助于身体功能的平衡和调节。

• 控制体重：对于体重指数（BMI）偏高的患者，控制体重是关键。减轻体重可以改善内分泌状态，降低雄激素水平，有利于减轻多囊卵巢综合征的症状。保持健康的体重对备孕和孕期健康都非常重要。

心理健康维护

• 保持积极乐观的态度：多囊卵巢综合征并不是不可逾越的障碍，保持积极乐观的心态对成功备孕至关重要。夫妻间的相互支持和理解也是心理健康的重要组成部分。但是，相互支持和理解不是盲从，要健康、理性，不能纵容任性的不健康行为哦！

• 心理疏导：如果备孕过程中遇到焦虑、抑郁等心理问题，建议及时寻求专业心理疏导人员的帮助，保持良好的心理状态有助于提高成功怀孕的概率。

药物治疗

- 口服避孕药：对于多囊卵巢综合征患者，口服避孕药可以帮助调节月经周期，降低雄激素水平，改善排卵情况，提高成功怀孕的概率。但需在医生指导下使用，并严格遵循医嘱。

- 促排卵药物：对于需要促排卵的患者，医生可能会开具促排卵药物，如枸橼酸氯米芬或促性腺激素，帮助促进卵泡发育和排卵，提高成功怀孕的概率。

- 胰岛素增敏剂（糖脂代谢类药物）：这类药物主要是二甲双胍，用于改善胰岛素抵抗、降低血糖水平，从而间接影响雄激素水平、促进排卵，并有助于控制体重。

- 其他药物：除了上述几类常用药物外，还有一些辅助治疗的药物，如抗雄激素药物、抗皮质醇类药物等，可用于控制多囊卵巢综合征的症状和代谢异常。

辅助生殖技术

　　如果需要，我们也可以采取辅助生殖技术来帮助多囊卵巢综合征患者实现生育宝宝的愿望。

- 人工授精：对于部分不孕的多囊卵巢综合征患者，可以考虑采取人工授精，直接注入精子以提高受孕的概率。

• 体外受精：对于严重排卵障碍的多囊卵巢综合征患者，或同时存在其他不孕因素的患者，体外受精是一种有效的辅助生殖手段。

定期复诊和监测

多囊卵巢综合征患者需要定期复诊和监测，以评估病情变化、调整治疗方案，及时发现并处理并发症。

这些科学的建议和指导将有助于多囊卵巢综合征患者轻松备孕，提高成功怀孕的概率。

注意！所有的饮食、运动、心理健康和其他生活习惯管理，以及药物治疗等措施都需要在医生的监督下进行，以确保最佳效果和安全性。

医生："金哥、暖妹儿，你们记住了吗？这些备孕要点，记得每一条都要认真执行哦！"

暖妹儿："好的，医生，我记住了！对了，医生，我们也在补充维生素D、叶酸和Omega-3脂肪酸，这些是不是有助于怀孕呢？"

医生："补充维生素D可以改善多囊卵巢综合征患者的内分泌状况，有助于调节雌激素和孕激素水平，提高生育率。叶酸对胎儿发育和健康也至关重要。而Omega-3脂肪酸可能有助于改善内分泌状况和提高受孕率。但是，补充维生素和脂肪酸并不是万能的，需要结合其他生活方式调整和医生指导下的药物治疗才能达到最佳效果。"

金哥："哎呀，原来还有这么多需要注意的地方啊！"

医生："对的！来吧，看看你们记住了吗？金哥来回答一下！"

金哥："这下我真的记住了！首先，要进行详细的身体检查，了解个体情况，如激素水平、排卵情况等。其次，要根据检查结果和医生建议，制订科学合理的饮食和运动计划。最后，要保持良好的心态，积极面对备孕过程中的各种挑战，尊重身体的自然规律，遵循医嘱，定期复诊和监测，及时调整治疗方案。"

医生："很好，看来你们真的理解了，那就好好执行吧！"

金哥和暖妹儿开始了积极备孕的生活。他们调整饮食习惯，加强运动锻炼，并定期去医院进行复诊和监测。

多囊卵巢综合征并不是不可逾越的障碍，通过合理的饮食、运动和生活习惯调理，以及医生的指导和治疗，成功怀孕并不是遥不可及的梦想。重要的是保持积极乐观的心态，相信幸福的曙光一定会照耀到你们的生活。

参考文献

TEEDE H J, TAY C T, LAVEN J J E, et al. Recommendations from the 2023 international evidence-based guideline for the assessment and management of polycystic ovary syndrome ［J］. J Clin Endocrinol Metab，2023，108（10）：2447−2469.

KARADAĞ C，YOLDEMIR T，YAVUZ D G. Effects of vitamin D supplementation on insulin sensitivity and androgen levels in vitamin−D−deficient polycystic ovary syndrome patients ［J］. J Obstet Gynaecol Res，2018，44（2）：270−277.

YUAN J，WEN X，JIA M. Efficacy of omega−3 polyunsaturated fatty acids on hormones，oxidative stress，and inflammatory parameters among polycystic ovary syndrome：a systematic review and meta−analysis ［J］. Ann Palliat Med，2021，10（8）：8991−9001.

LIM S S，HUTCHISON S K，VAN RYSWYK E，et al. Lifestyle changes in women with polycystic ovary syndrome ［J］. Cochrane Database Syst Rev，2019，3（3）：CD007506.

PATTEN R K，BOYLE R A，MOHOLDT T，et al. Exercise interventions in polycystic ovary syndrome：a systematic review and meta−analysis ［J］. Front Physiol，2020，11：606.

（四川省妇幼保健院生殖中心　于小煜）

促排卵药用久了会耐药？还会得癌症？

暖妹儿："哎呀，真让人着急，促排卵 2 个月都没成功，我的闺蜜一次就'中标'了。金哥，是不是你的'子弹'不行啊？"

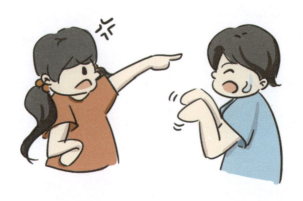

金哥："不要乱说，上次去医院检查了的，我的精液没有问题，有官方'出品'的报告单！"

暖妹儿："哎呀，我连输卵管造影也做了，都没有问题。我就是有多囊卵巢综合征，门诊 2 次促排卵都有排卵啊……本来和闺蜜约好一起坐月子的，现在又落后了。"

金哥："医生说了，虽然有排卵，但卵子不一定能和精子遇到，遇到了也不一定能形成好的种子、不一定能生根发芽，就算怀孕都还有可能流产。促排卵5个周期活产率才25%～27%，所以我们要有耐心。你这才促排卵2个周期就着急了呀？"

暖妹儿："不是我着急，听别人说促排卵药用久了会耐药，而且还容易得癌症！"

金哥："啊，这么吓人！还容易得癌症，你在哪里听说的啊？我们还是再去找医生咨询一下吧。"

促排卵药用久了会耐药吗？

医生："耐药一般指细菌、微生物或肿瘤细胞对抗生素、化疗药物产生的耐受性。常用的促排卵药包括氯米芬、来曲唑、促性腺激素等，均不会发生耐药。但有研究发现促排卵药使用6个周期后妊娠率降低，所以门诊促排卵一般不建议超过6个周期，对于促排卵3～6个周期仍未妊娠的患者，我们需要进一步评估并调整治疗方案。"

促排卵药用久了会得癌症？

简单版本

根据目前的证据大家可以放心，促排卵药和癌症之间没有关联。

学霸阅读版

- 卵巢癌：目前的优质证据并未发现氯米芬或促性腺激素治疗会增加卵巢癌患病风险。有研究发现"不孕"本身可能才是卵巢癌的独立危险因素，不论是否使用促排卵药，难治性不孕的女性上皮性卵巢癌的风险都很高。所以并不是促排卵药增加了卵巢癌的发生，而是这些药物更可能用于不孕女性。

- 乳腺癌：使用促排卵药不会导致乳腺癌患病风险增加。一项姐妹匹配的病例对照研究纳入了大约1400例乳腺癌女性患者和1600例无乳腺癌的姐妹。研究发现，使用促排卵药后妊娠的女性与自然妊娠的女性乳腺癌的患病风险相同。而且有趣的是，使用过促排卵药但未妊娠的女性，乳腺癌患病风险反而降低了，因此使用促排卵药的女性可以放心。

- 结肠癌：在一项纳入近150000例女性的人群队列研究中，使用氯米芬、外源性促性腺激素、绒毛膜促性腺激素或促性腺激素释放激素激动剂（GnRH-a）等均未增加结肠癌的患病风险。

- 其他癌症：一项回顾性队列研究表明，使用氯米芬或促性腺激素都不会增加黑色素瘤、甲状腺癌或宫颈癌的患病风险。

- 子代的风险：一项大型人群研究发现，促排卵药不会增加胎儿先天性畸形的风险，也不会增加子代儿童期肿瘤的风险。

药物安全、母儿安全一直都是社会关注的重点。不管是门诊促排卵（一个周期诱导 1～2 个成熟卵泡），还是试管婴儿过程中的超促排卵，虽然都会造成血清雌激素和孕激素水平暂时性升高，但目前的证据表明促排卵药与癌症之间没有关联。现在有很多乳腺癌、甲状腺癌、鼻咽癌等癌症患者在放疗或化疗前通过超促排卵来保留生育功能（冷冻卵子或胚胎）。

当然，尽管促排卵药很安全，也一定要在医生的指导下使用。门诊促排卵的最终目标是诱导单个卵泡发育、单胎妊娠、足月健康单胎分娩，尽量从源头上避免双胎甚至多胎、卵巢过度刺激综合征的发生。

医生："结合暖妹儿的情况，我们现在可以继续门诊促排卵 2～4 个周期，如果还是没有怀孕，可以促排卵结合人工授精治疗。如果人工授精 3～4 个周期后，'革命'还未成功，可以考虑试管婴儿助孕。办法总比困难多，多囊卵巢综合征经过正规治疗后，妊娠率、活产率都很高。"

暖妹儿和金哥："谢谢医生，这下我们心里不慌了，这个月继续促排卵！"

参考文献

IMANI B, EIJKEMANS M J, TE VELDE E R, et al. A nomogram to predict the probability of live birth after clomiphene citrate induction of ovulation in normogonadotropic oligoamenorrheic infertility [J]. Fertil Steril, 2002, 77（1）：91-97.

NESS R B, CRAMER D W, GOODMAN M T, et al. Infertility, fertility drugs, and ovarian cancer: a pooled analysis of case-control studies [J]. Am J Epidemiol, 2002, 155（3）：217-224.

CALDERON-MARGALIT R, FRIEDLANDER Y, YANETZ R, et al. Cancer risk after exposure to treatments for ovulation induction [J]. Am J Epidemiol, 2009, 169（3）：365-375.

KASHYAP S, MOHER D, FUNG M F, et al. Assisted reproductive technology and the incidence of ovarian cancer: a meta-analysis [J]. Obstet Gynecol, 2004, 103（4）：785-794.

BRINTON L A, LAMB E J, MOGHISSI K S, et al. Ovarian cancer risk after the use of ovulation-stimulating drugs [J]. Obstet Gynecol, 2004, 103（6）：1194-1203.

BRINTON L A, LAMB E J, MOGHISSI K S, et al. Ovarian cancer risk associated with varying causes of infertility [J]. Fertil Steril, 2004, 82（2）：405-414.

RIZZUTO I, BEHRENS R F, SMITH L A. Risk of ovarian cancer in women treated with ovarian stimulating drugs for infertility [J]. Cochrane Database Syst Rev, 2013（8）：CD008215.

FEI C, DEROO L A, SANDLER D P, et al. Fertility drugs and young-onset breast cancer: results from the Two Sister Study [J]. J Natl

Cancer Inst, 2012, 104（13）: 1021-1027.

MØLLER M, KJÆR S K, LINDQUIST S, et al. Risk of colorectal cancer after use of fertility drugs-results from a large Danish population-based cohort of women with infertility［J］. Fertil Steril, 2022, 118（4）: 738-747.

ALTHUIS M D, SCOCCIA B, LAMB E J, et al. Melanoma, thyroid, cervical, and colon cancer risk after use of fertility drugs［J］. Am J Obstet Gynecol, 2005, 193（3 Pt 1）: 668-674.

BRINTON L A, KRÜGER KJAER S, THOMSEN B L, et al. Childhood tumor risk after treatment with ovulation-stimulating drugs［J］. Fertil Steril, 2004, 81（4）: 1083-1091.

（四川省妇幼保健院生殖中心　李蓉）

卵泡不圆，是卵子质量不好吗?

　　暖妹儿、金哥经历一年的门诊治疗仍然没有动静。这天，暖妹儿拿着小本子又来到了医生诊室。

　　暖妹儿："医生，我们的检查结果基本正常，双侧输卵管也是通畅的，都这么久了还是没有怀上。我查看了以前每次监测排卵的记录，好几次卵泡都很扁。医生你看，这个 20 mm × 12 mm，还有这个 22 mm × 16 mm……卵泡不圆，是不是卵子质量不好呢? "

　　医生："不仅是你们有这个疑问，很多人都有。今天我们来看看到底是不是这样的呢? "

　　卵泡监测常以卵泡大小来预测卵母细胞的成熟度，卵母细胞的成熟度与卵泡大小密切相关。成熟卵泡的大小因人而异，而且同一个人在不同月经周期也可能不同，在自然周期与行试管婴儿促排卵周期中，成熟卵泡的大小也可不同，且单个卵泡发育与多个卵泡发育，卵泡的大小也可能大相径庭。更重要的是，成熟的卵泡里面也可能没有卵子。

什么？没有卵子？

没错！就像花生一样，并不是每个外观饱满，似乎质量不错的花生剥开后都有花生米。

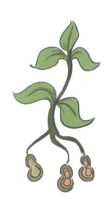

在自然周期中，大多数人的成熟卵泡直径在18～23mm。目前临床大多通过超声测量卵泡的2～3条径线，取其平均值作为卵泡直径，如20mm×12mm，那卵泡直径就是16mm，22mm×16mm，卵泡直径就是19mm，以此类推。

18mm×18mm   22mm×14mm   20mm×16mm   19mm×17mm

到底哪些因素会影响卵子质量呢？

卵子质量可能受到多种因素的影响，从根本上来说是由遗传基因（卵子基因组、线粒体基因组）决定的。影响卵子质量的内在因素有年龄、不孕因素等，其中年龄是最重要的因素。不孕因素包括子宫内膜异位症、多囊卵巢综合征等。而外在因素包括试管婴儿超促排卵过程中选择的促排卵方案、药物、注射天数等。

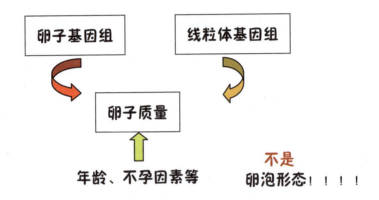

因此，卵泡不圆并不能说明卵子质量不好。

暖妹儿和金哥听完医生的专业解释，才了解到原来卵子的质量不仅仅是一个数据上的呈现！

参考文献

MOHR-SASSON A，ORVIETO R，BLUMENFELD S，et al. The association between follicle size and oocyte development as a function of final follicular maturation triggering［J］. Reprod Biomed Online，2020，40（6）：887-893.

TAMURA I，KAWAMOTO-JOZAKI M，FUJIMURA T，et al. Relationship between follicular size and developmental capacity of oocytes under controlled ovarian hyperstimulation in assisted reproductive technologies ［J］. Reprod Med Biol, 2021, 20（3）：299-304.

EATON J L. Predicting the oocyte yield：Is follicular volume superior to diameter? ［J］. Fertil Steril, 2022, 118（5）：893.

孙莹璞, 相文佩.人类卵子学［M］. 北京：人民卫生出版社, 2018.

（四川省妇幼保健院生殖中心　孔旭梅）

剧烈运动会影响胚胎着床吗？

金哥："暖妹儿，你不舒服吗？怎么在床上躺着呢？你不是还让我去跑步。"

暖妹儿："我没有不舒服，前几天是我的排卵期，现在正是胚胎着床的时候，跑步会不会让胚胎着不了床啊？我这几天还是不要剧烈运动了。"

金哥："这是医生说的，还是你自己想的？"

暖妹儿："我这么聪明，肯定是我自己想的啊！"

金哥："你真是个'大聪明'，我们还是去听听医生是怎么说的。"

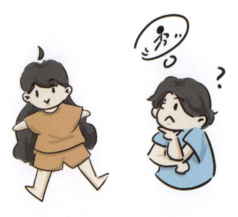

我们的"精王子"跟"卵公主"在输卵管相遇，形成受精卵。受精卵不断进行细胞分裂，与此同时逐渐向宫腔方向移动。受精 6 ~ 7 天后，受精卵发育成晚期囊胚，通过定位、黏附、侵入三个过程着床。目前，胚胎着床机制尚未被充分阐明，但影响胚胎着床的因素主要包括以下 3 个方面。

一、胚胎质量和发育潜能

胚胎质量和发育潜能是影响胚胎着床的决定性因素。对于 35 岁及以上的女性，非整倍体卵子发生率增加，胚胎染色体异常发生率高，影响胚胎正常发育，最终影响胚胎着床。

二、宫腔环境

在受精卵着床时，女性一般处于子宫内膜的分泌期，此时子宫内膜厚度在 8 ~ 12 mm。而怀孕后，子宫内膜比怀孕前增厚，一般为 10 ~ 14 mm，甚至更厚一些。子宫内膜对胚胎能否成功着床非常重要。子宫内膜血流是否丰富、有没有内膜炎、有没有息肉或肌瘤、有没有粘连、菌群是否平衡，均会影响胚胎着床。

三、母体大环境

1. 母体血供：胚胎生长发育过程中的营养物质及能量都需要母体血液供给，所以良好的母体血供是胚胎着床的必要条件。

2.母体免疫系统：母体免疫系统异常可能导致胚胎停止发育或者流产。胚胎发育及着床过程均需要母体免疫系统的保护。

3.代谢：糖类、蛋白质、脂肪等能量及营养物质代谢异常，会影响胚胎着床。在备孕前需要纠正高血糖、高血脂、高血压等情况。

综上所述，胚胎成功着床的要素包括高质量的胚胎、合适的宫腔环境和适宜的母体大环境。运动不会影响胚胎着床。但注意运动一定要循序渐进、持之以恒，不要热情来了就过度运动，这样反而可能损伤身体。小伙伴们一定要谨记哦！

参考文献

许祺欣，苏仁伟.胚胎着床的过程与机制研究进展［J］.生理学报，2020，72（1）：91-104.

（四川省妇幼保健院生殖中心　秦娟）

怀孕后孕酮低，需要补充孕酮吗？

　　暖妹儿的同事乐乐刚刚验出怀孕就到医院做检查，结果人绒毛膜促性腺激素（hCG）325 mIU/mL、孕酮 10 ng/mL。乐乐看着手机上的结果推送不安地问："暖妹儿，怎么办，我的孕酮比正常参考范围低！"

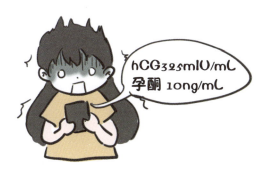

　　同事玲子插话："孕酮低了就要补，不然可能会流产，我姐姐上次怀孕就是这样流了的。"

　　这下，乐乐的脸都吓白了。

　　暖妹儿赶紧安慰乐乐："孕酮低了就补点孕酮，不要着急，我现在就陪你到医院去开药。"

　　于是，热心的暖妹儿陪着乐乐来到了医院，请医生开点孕酮保胎。

先等一下，让我们先来弄清楚，孕酮低了就会流产吗？

孕酮就是我们常说的孕激素、黄体酮，自从孕酮成为怀孕后的"常规"检查项目，只要孕酮比正常参考范围低，或低于前一次检查结果，孕妇就会担心和焦虑，网上一查更紧张了，因为网上都说孕酮低了会流产，于是用孕酮保胎似乎也就成了顺理成章的事情。

然而，事实真的是这样吗？请听医生为您——解答。

问题1：怀孕后的孕酮来自哪里？

排卵后和妊娠早期，孕酮来自排卵后形成的黄体，是胚胎成功着床、维持妊娠的必要条件。孕7周前如果切除黄体会导致流产，补充孕酮则可以继续妊娠。孕7~9周胎盘逐渐取代黄体生成孕酮，孕9周后孕酮将全部由胎盘产生。胎盘会产生大量的孕酮，所以我们担心的孕酮不足主要发生在孕9周之前。

问题2：孕酮低了就会流产吗？

并不绝对。因为孕酮的分泌是脉冲式的，排卵后和怀孕后的脉冲幅度大，单次测量不能代表真实水平。这就像潮水，风浪越大，波峰和波谷的水深差异就越大，单次测量无法精准测量真正的水深。所以对单次的孕酮测量值的判读一定要谨慎。

问题3：不测孕酮，如何判断是不是黄体功能不足？

既往判断黄体功能不足的"金标准"是活检子宫内膜，判断标准是分泌时相延长＞2天（子宫内膜与胚胎发育不同步），但现在有更多的证据推翻了这个结论。目前没有临床上可用的判断黄体功能不足的标准，但合并内分泌疾病如多囊卵巢综合征、高催乳素血症、甲状腺功能亢进（简称甲亢）、甲状腺功能减退（简称甲减）等的患者，可能也合并黄体功能不足，所以治疗的重点需要针对原发病。

问题4：不测孕酮，如何判断胚胎好不好？

孕酮的测量值波动非常大，所以怀孕后不建议通过孕酮高低判断是否需要补充孕酮，也不建议通过孕酮来判断胚胎的活性。那用什么来判断胚胎好不好呢？

孕40天前（月经周期为28天时）可以通过β人绒毛膜促性腺激素（β-hCG）来判断，排卵后8～10天血中就可检测到β-hCG了，孕早期每48小时β-hCG浓度大约升高一倍。如果β-hCG下降则提示流产，β-hCG增长缓慢可能提示异位妊娠、胚胎发育停止等。但β-hCG并不会持续呈倍数增长，在孕8～10周还会出现下降，而且β-hCG的正常参考范围很宽、个体差异很大，还需要注意存在检验误差、不同试剂盒之间的差异，对结果的判读需要谨慎。

孕40天后还可以通过阴道超声来判断胚胎的活性，超声较β-hCG更直观，可以根据超声标志（孕囊、卵黄囊、胚芽、胎心）来推算孕周，同时判断是否为宫内妊娠、胚胎是否存活、胚胎发育速度是否和孕周相符等。能够通过超声判断时，就不再建议反复查 β-hCG，尤其不建议孕 8 周以后再查 β-hCG，这时 β-hCG 的增长已经进入了平台期或开始下降。如果不了解这个规律，检测结果除了让准妈妈们担心，没有额外的好处。

问题5：用孕酮保胎有用吗？

我国指南推荐先兆流产（孕早期阴道流血）和复发性流产（2 次以上流产史）的孕妇可以使用孕酮保胎。但目前两篇高证据级别（A 级）文章发现：与安慰剂比较，孕早期使用孕酮（阴道用黄体酮）并不能改善先兆流产孕妇的活产率；从尿妊娠试验阳性到孕 12 周持续使用孕酮（阴道用黄体酮）并不能改善复发性流产孕妇的临床妊娠率、持续妊娠率、活产率、异位妊娠率、自然流产率、死产率，新生儿结局也没有显著差异。所以不论是先兆流产还是复发性流产孕妇，均不推荐常规补充孕酮。

这个结论与大家的想象或经验不符，虽然也有一些研究支持使用孕酮，但现代医学是循证医学，以证据级别划分，这两篇高证据级别文章目前看起来还是"王炸"。

问题6：盲目使用孕酮有风险吗？

很多人会说"保胎药嘛，吃了也没坏处"，就当安慰剂服用，至少可以让孕妇的心情没有那么焦虑。但任何药物都有副作用，孕酮最常见的副作用是头晕、嗜睡、乏力，长期服用可能还会增加肝和肾的负担。地屈孕酮是合成的孕激素，近、远期安全性问题还需要长期的数据积累。在不能排除宫外孕的情况下盲目使用孕酮，反而会延误或加重病情。所以孕酮并不是有百利而无一害的"保胎药"。

问题7：适合补充孕酮的人群有哪些？

试管婴儿周期中存在黄体功能不足，有明确的证据证明需要使用孕酮保胎；孕中期宫颈管缩短（≤25 mm）的单胎或双胎妊娠，目前的证据证明经阴道补充孕酮可降低流产或早产的发生率、改善新生儿结局。

早期流产绝大部分是因为胚胎染色体异常，顺其自然、密切监测、动态观察即可，不要盲目补充孕酮。了解了孕酮的来龙去脉，怀孕后就不必因为孕酮水平的高低牵动情绪的变化，稳定的情绪才是准妈妈最好的良药。

参考文献

JOU H J, SHYU M K, SHIH J C, et al. Second trimester maternal serum hCG level in an Asian population：normal reference values by ultrasound dating［J］. J Matern Fetal Med，2000，9（2）：118-121.

中国医师协会生殖医学专业委员会. 孕激素维持妊娠与黄体支持临床实践指南［J］. 中华生殖与避孕杂志，2021，41（2）：95-105.

COOMARASAMY A，DEVALL A J，CHEED V，et al. A randomized trial of progesterone in women with bleeding in early pregnancy ［J］. N Engl J Med，2019，380（19）：1815–1824.

COOMARASAMY A，WILLIAMS H，TRUCHANOWICZ E，et al. A Randomized trial of progesterone in women with recurrent miscarriages ［J］. N Engl J Med，2015，373（22）：2141–2148.

WAHABI H A，FAYED A A，ESMAEIL S A，et al. Progestogen for treating threatened miscarriage ［J］. Cochrane Database Syst Rev，2018，8（8）：CD005943.

Practice Committee of the American Society for Reproductive Medicine. Current clinical irrelevance of luteal phase deficiency：a committee opinion ［J］. Fertil Steril，2015，103（4）：e27–e32.

ROMERO R，CONDE-AGUDELO A，DA FONSECA E，et al. Vaginal progesterone for preventing preterm birth and adverse perinatal outcomes in singleton gestations with a short cervix：a meta-analysis of individual patient data ［J］. Am J Obstet Gynecol，2018，218（2）：161–180.

ROMERO R，CONDE-AGUDELO A，REHAL A，et al. Vaginal progesterone for the prevention of preterm birth and adverse perinatal outcomes in twin gestations with a short cervix： an updated individual patient data meta-analysis ［J］. Ultrasound Obstet Gynecol，2022，59（2）：263–266.

（四川省妇幼保健院生殖中心　李蓉）

反季节蔬菜会影响生育吗？

在日常生活中，我们常常会听到关于反季节蔬菜的话题。那么，反季节蔬菜是否会影响生育呢？

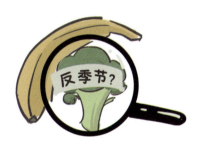

一、反季节蔬菜对生育的影响

传统观念中，反季节蔬菜可能会影响生育。然而，现代科学研究表明，反季节蔬菜对生育并没有直接负面影响。实际上，反季节蔬菜能够为我们提供丰富的营养物质，对身体健康和生育能力都有一定的帮助。

二、反季节蔬菜的营养价值

尽管反季节蔬菜与应季蔬菜在营养成分上可能存在一定

差异，但它们同样富含多种维生素、矿物质和纤维素等营养物质。这些营养物质对于人体健康至关重要，有助于维持免疫系统、心血管系统和生殖系统的正常功能。

三、反季节蔬菜的安全性

随着现代农业技术的发展，反季节蔬菜在生产过程中可能会使用一些化学物质，如农药、化肥等。然而，只要严格按照国家标准进行种植和监管，这些反季节蔬菜通常是安全的，可以放心食用。在购买反季节蔬菜时，建议选择正规渠道，关注产品质量和安全认证。

四、反季节蔬菜的健康建议

1. 适量食用：虽然反季节蔬菜具有一定的营养价值，但并不意味着要大量食用。保持适宜的摄入量，满足身体对营养的需求即可。

2. 清洗干净：由于反季节蔬菜生长过程中可能会使用农药等化学物质，因此要确保蔬菜清洗干净，以减少残留的化学物质对身体的潜在危害。

3. 合理储存：购买回来的反季节蔬菜应合理储存，避免因储存不当造成营养物质流失或变质。建议根据不同蔬菜的特点选择适当的储存方式。

4. 注意烹饪方法：烹饪过程中要注意火候、时间等因素，尽量保留蔬菜的营养成分。避免长时间高温加热，以免破坏蔬菜中的营养成分。

5.定期检查食品安全信息：关注食品安全新闻和监管部门发布的信息，避免食用不安全的食品。在选购食品时，注意检查生产日期、保质期等信息，确保食品安全可靠。

6.饮食平衡：保持饮食平衡和多样化是非常重要的。除了食用反季节蔬菜外，还应摄入适量的水果、谷物、蛋白质食物等，以满足身体对各种营养素的需求。

总之，反季节蔬菜并不会直接影响生育能力。它们具有丰富的营养价值，但在食用过程中要注意适量、多样化搭配、清洗干净等。通过合理的饮食安排和健康的生活方式，我们可以充分利用反季节蔬菜的营养价值，为身体健康和生育能力提供有力支持。

参考文献

王丽，张杰.反季蔬菜对男性生育力的影响［J］.现代医学研究，2018，34（4）：567-570.

李明，王芳.反季蔬菜中农药残留对生育系统的影响［J］.农药学研究，2017，29（1）：43-47.

张华，王晓红.反季蔬菜中营养素含量与生育健康的关系［J］.营养学报，2019，41（2）：109-113.

王瑞丽，张涛.反季蔬菜对女性生育能力的影响［J］.中国生育健康杂志，2018，29（3）：232-235.

（四川省妇幼保健院生殖中心　马蓉宁）

胖妹妹想要怀孕，需要先减肥吗？

欢欢（暖妹儿的闺蜜）："暖妹儿，今天怎么突然想起跳绳了，平时叫你多走两步路你都嫌累。"

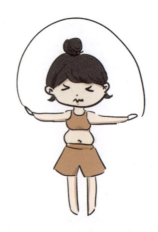

暖妹儿："这不是一直怀不上，就去医院检查，不查不知道，一查吓一跳，我那报告单上全是箭头，医生说'都是肥胖惹的祸'，而且我还有多囊卵巢综合征。"

欢欢："那我也有点胖，是不是也要减肥啊？"

暖妹儿："你先不要急，胖不胖不是你说了算，要讲科学。走，下次我带你去医院看一下。"

一、肥胖怎么诊断？

肥胖有三个诊断标准。

1. 以体重指数（BMI）诊断肥胖：临床上采用BMI作为判断肥胖的常用简易指标（表3）。

$$BMI（kg/m^2）=体重/身高^2$$

表3　BMI诊断肥胖的标准

分类	BMI（kg/m²）
肥胖	≥ 28.0
超重	24.0 ～ 27.9
体重正常	18.5 ～ 23.9
体重过低	< 18.5

2. 以腰围诊断中心型肥胖（表4）：测量腰围可以诊断中心型肥胖和周围型肥胖。

表4　腰围诊断中心型肥胖

分类	男性腰围（cm）	女性腰围（cm）
中心型肥胖前期	85 ～ 90	80 ～ 85
中心型肥胖	≥ 90	≥ 85

3. 以体脂率诊断肥胖：生物电阻抗法测量人体脂肪的含量占体重的百分比（体脂率），可用于肥胖的判断。一般来说，正常成年男性体脂率为10% ～ 20%，女性为

15％～25％。男性体脂率>25％、女性体脂率>30％，可考虑为肥胖。但生物电阻抗法的精度不高，测定值仅作为参考。

二、肥胖与多囊卵巢综合征的关系

据数据统计，多囊卵巢综合征患者中有30％～60％伴有肥胖。肥胖会导致胰岛素抵抗，出现高胰岛素血症，刺激卵巢增生和分泌雄激素增多，导致多囊卵巢综合征。同时，雄激素的分泌增加会促进脂肪异常分布，导致腹部脂肪堆积，不仅给我们身体带来危害，还会影响体态美观。

三、肥胖对怀孕的影响

孕前：肥胖会造成内分泌紊乱，从而导致卵泡发育异常、不排卵或稀发排卵、子宫内膜病变等情况。对同时伴有多囊卵巢综合征的患者来说，肥胖会使胰岛素抵抗更加严重，进一步影响怀孕。

孕期：肥胖女性的妊娠期糖尿病患病率是体重正常女性的4～9倍，同时先兆子痫风险增加6～7倍，妊娠期高血压及产后静脉血栓栓塞的发生率增加4～5倍，剖宫产率、流产率、死产率及早产或抑郁风险明显增加，子代的巨大儿、先天畸形、死亡风险亦明显增加。

四、肥胖对子代的影响

有文献指出，孕前超重或肥胖可能会对子代的智力造成影响，并导致子代精神疾病的患病风险显著增加。在生殖系统方面，有研究发现，与正常体重母亲生育的儿子相比，超重母亲生育的儿子，不育发生率增加；还有研究发现，母亲孕前高BMI及妊娠期体重过度增加，会导致女儿青春期提前。

"孕前不努力，孕期徒伤悲"，还在等什么呢？赶紧将减肥提上日程，一起行动起来吧！要想安全孕育，首先得管住嘴、迈开腿，早睡早起，建立一个健康的生活方式。

参考文献

石劢，朱燕波.肥胖诊断标准及其临床应用的研究进展［J］.中国食物与营养，2014，20（10）：76-80.

崔可心，赵灿，刘宏强，等.孕前超重及肥胖对子代影响的研究进展［J］.河北北方学院学报（自然科学版），2023，39（12）：51-55.

张小燕.减重对多囊卵巢综合征伴肥胖不孕症患者的临床效果观察［J］.现代诊断与治疗，2023，34（12）：1834-1836.

（四川省妇幼保健院生殖中心　邓希）

HPV感染，你了解吗?

　　暖妹儿："金哥，我去做了孕前检查，查出来HPV感染！"

　　金哥："我看网上说HPV会传染，怀上的孩子会得脑瘫！"

　　暖妹儿："啊，那是不是我就不能怀孕了？"

　　金哥："怎么办呢……"

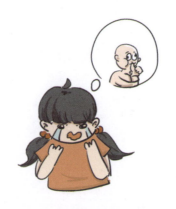

　　别急别急，我们先来了解一下什么是HPV。

　　HPV全称为人乳头瘤病毒，目前已经发现100余种亚型，其中30多种与宫颈感染和病变有关，高危型如HPV-16、

HPV-18 等可导致鳞状上皮高级别上皮内瘤变（HSIL）和宫颈癌。低危型如 HPV-6、HPV-11 可引起生殖道、肛周皮肤和阴道下部的外生性湿疣类病变和鳞状上皮低级别上皮内瘤变（LSIL），可自然逆转。

问题1：为什么会感染HPV？

研究显示，免疫力降低是常见原因，一些日常行为与 HPV 感染关系也比较密切，如长期使用避孕药具、其他生殖道相关感染、丈夫包皮过长、吸烟等。长期口服避孕药、吸烟等可以影响女性生殖系统的酸碱度平衡，提高 HPV 敏感性；伴有其他生殖道感染可导致阴道及宫颈黏膜损害，从而增大 HPV 感染风险；包皮过长的男性更有可能感染 HPV，并通过性行为传染给女性。

其实 HPV 感染是很常见的问题，有 80% 的女性在一生中的某一时刻可能感染过 HPV，大部分人能通过机体自身免疫力清除（提醒大家，不要把 HPV 和 HIV 混为一谈）。

问题2：感染了HPV还可以备孕吗？

感染 HPV 不会影响怀孕，但是如果在孕前就知道感染了 HPV，建议及时就诊，通过宫颈细胞学及阴道镜检查，排除宫颈病变，才能安心备孕。若查出 HPV 阳性且伴有癌前病变，建议积极治疗后再考虑怀孕。

问题3：孕期能做宫颈癌筛查吗？

孕期做宫颈癌筛查是非常安全的，不会对母儿健康造成威胁，不用担心对妊娠造成影响。建议第一次产前检查时进行宫颈癌筛查，可采用单独细胞学检查或联合方法筛查。

问题4：怀孕前没有做过宫颈癌筛查，孕期发现HPV阳性，该怎么办？

如果怀孕前没有做过宫颈癌筛查，孕期发现高危HPV阳性，建议准妈妈到宫颈疾病科就诊，需要专科医生在阴道镜检查后做镜下诊断。如果没有发现严重病变表现，可以正常怀孕分娩，在产后进一步随访。如果阴道镜检查提示高级别病变或者宫颈癌表现，就需要积极、及时地进一步诊治。目前认为，孕期以亚临床HPV感染常见，大多数都会随着产后免疫力逐渐恢复而自行消退，病变持续或进展的可能性较低，只有少数HPV感染可引起临床病变，如生殖道疣、癌前病变等，因此不必过度担忧。

问题5：孕妇感染HPV会导致新生儿感染吗？

HPV不会通过脐带感染胎儿，不会影响胎儿脑部发育，孕期感染HPV不会造成新生儿脑瘫。根据世界卫生组织（WHO）对HPV感染的解释，会阴部的直接皮肤-皮肤接触或黏膜-黏膜接触是HPV感染的必要条件。目前研究表明，新生儿感染HPV的最常见途径是分娩时的垂直传播。国内报道显示，HPV的母婴垂直传播率为27.66%，最严重的后果是婴幼儿喉乳头状瘤，该病主要是由低危型HPV-6和HPV-11感染引起的，但这种情况比较罕见，大部分感染婴幼儿会在出生后2年内自行清除HPV，且不会造成脑部发育异常，大部分准妈妈不用特别担心这个问题。宝宝出生以后，日常的接触包括洗澡，亲吻宝宝的脸蛋、手脚等，都不会使宝宝感染HPV。

问题6：发现HPV感染还能顺产吗？

鉴于HPV有多种传播途径，剖宫产并不能有效阻断母婴间HPV传播，所以HPV感染不是剖宫产的绝对指征。总体来说，没有必要因为HPV感染而选择剖宫产，因为剖宫产并不能完全避免宝宝感染。但如果合并可能引起阴道分娩大出血，或阻碍软产道的巨大阴道尖锐湿疣，必要时可选择剖宫产。

无论是备孕还是孕期管理，定期、全面的宫颈癌筛查可以为母胎健康保驾护航。即使发现HPV感染也不必过度担心，"战术上重视，战略上藐视"才是最理智的哦。

祝愿各位准妈妈都能顺利生下健康的宝宝！

参考文献

沈晶，黎俊. 妊娠合并子宫颈上皮内瘤变患者高危型人乳头瘤病毒感染的临床观察［J］. 中国肿瘤临床与康复，2020，27（1）：16-19.

李康，宫留芳，王芳，等. 妊娠期高危型HPV感染对妇女妊娠结局的影响［J］.中国计划生育学杂志，2021，29（8）：1711-1713.

中国优生科学协会阴道镜和子宫颈病理学分会，中华医学会妇科肿瘤学分会，中国抗癌协会妇科肿瘤专业委员会，等.中国子宫颈癌筛查指南（一）［J］.现代妇产科进展，2023，32（7）：481-487.

中华预防医学会妇女保健分会，中国妇幼健康研究会宫颈癌防控研究专业委员会.子宫颈癌综合防控指南［M］.2版.北京：人民卫生出版社，2023.

（四川省妇幼保健院生殖中心　缪淳）

"谈辐色变"，到底该不该怕呢？

金哥和暖妹儿这对纠结的小夫妻又有新问题了。

暖妹儿："金哥，HPV的事情弄清楚我就放心了。"

金哥："那就可以继续备孕了吧。"

暖妹儿："但是我3个月前患肺炎做过CT，这个要间隔多久啊？之前问过的几个医生说的不一样，有些说要过半年才能怀孕。"

金哥："哎呀，你怎么这么纠结啊！"

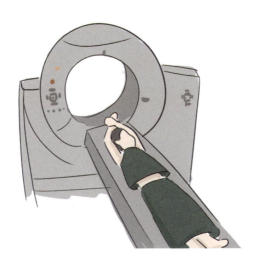

那就来听听生殖医生是怎么说的吧！

一、不同类型影像学检查的影响

目前的影像学检查有<u>电离辐射</u>和<u>非电离辐射</u>两种，比如X线摄片（包括乳腺钼靶）、CT、核素扫描、PET/CT、PET/MRI属于电离辐射范畴，一旦人体受照射的电离辐射剂量超过一定限度，就会损伤细胞，甚至使DNA结构发生变化，伤害人体。MRI虽然也是射频，但其检查所用波段属于非电离辐射范围，基本不会对人体造成伤害。但需要提醒的是，如果孕妇进行的是MRI增强扫描，大剂量或重复使用造影剂（钆剂）有可能导致胎儿畸形，所以在检查之前，必须充分评估利弊和风险。

二、怀孕不同阶段的影响

辐射对胎儿的影响也与胎儿的发育程度有关。当处于受精卵状态时，受精卵属于单细胞，一旦受到大剂量辐射影响，其结果往往表现为流产，基本不可能出现单一性的异常。换句话说，在胚胎发育过程中，辐射对胚胎的影响只有两种结果，即"全或无"，如果胚胎受到损伤就会死亡，如果胚胎正常存活，意味着并未受到辐射影响，科学家将这种现象称为"all or none period"。

接受辐射的时间在排卵2周内，可以按照"全或无"定律处理。而接受辐射的时间在排卵2周后，则需要根据辐射剂量来处理。

三、辐射剂量的影响

这里，让我们来了解一下辐射剂量单位。辐射剂量分为照射剂量（设备发出了多少能量的射线）和吸收剂量（人体吸收了多少能量的射线），吸收剂量单位为戈瑞（Gray，简写为 Gy），$1\,Gy = 1000\,mGy$。有研究表明，当人体进行X线、CT检查时，照射剂量 $< 50\,mGy$，基本无流产、胎儿生长迟缓、子代精神发育迟缓、先天性畸形等危害。另外，单次进行X线、CT检查，胎儿吸收剂量较低，基本不会对其造成损害。只有胎儿接受了大剂量辐射，至少 $50 \sim 200\,mGy$ 时才会产生不良后果，而导致精神发育迟缓至少需要 $610\,mGy$。不同照射剂量对胎儿的影响见表5。

表5　不同照射剂量对胎儿的影响

照射剂量	对胎儿的影响
$< 0.05\,Gy$	未发现有致畸的证据
$> 0.10\,Gy$	致畸的可能性比较大
$> 0.25\,Gy$	会导致小头、精神发育迟缓及中枢神经系统畸形
$> 1.00\,Gy$	可导致放射病及发育迟缓
$> 4.5\,Gy$	50%胎儿死亡，存活者可发生恶性肿瘤

孕妇接受 1 次胸部X线检查，胎儿受到不足 $0.01\,mGy$ 的

辐射；孕妇接受 1 次胸部CT检查，胎儿受到 $0.01 \sim 0.66\,mGy$ 的辐射。这些剂量对比前面提到的 $50\,mGy$ 的下限，差距还较比大。

电离辐射可能增加遗传物质突变风险，但辐射剂量对母体或胚胎的影响并不是绝对的线性关系。在阈值以下，是概率性事件，跟个人对剂量的敏感程度等有关系。

四、接受辐射检查后多久可以备孕

一般来说，成熟后的精子在体内大致可存活 2 周，受到辐射影响的成熟精子 2 周后就没有了，而不成熟的精子受辐射影响后无法正常发育成熟。精子、卵子从发育到成熟大约需要 3 个月，所以建议接受辐射检查后 3 个月再怀孕相对比较安全。

孕期使用了药物、接受了X线检查或者出现其他情况，胚胎会做出正确的选择。也就是说，就像大浪淘沙，脆弱的胚胎会被淘汰出局，而生命力强的胚胎会成为优良的"种子"，准妈妈不要不分青红皂白就终止妊娠。

叮叮，画重点啦！

结合美国妇产科医师协会的指南及中国医师协会妇产科分会的专家共识，我们建议：

1. 无论处于孕期哪一阶段，首先推荐孕妇进行超声或MRI检查，目前尚没有证明超声与MRI检查对胎儿有明确损伤的证据，临床上已经常规开展MRI检查胎儿的疾病。

2. 对于不可避免需要在孕期进行辐射检查的情况，比如肠梗阻、孕妇伴发恶性肿瘤或急性血管性病变（动脉夹层）等，首先要权衡利弊，若已经危及孕妇生命，则必须进行辐射检查。在这种情况下，需要严格做好防护，特别是下腹部、盆腔部位的放射防护。

3. 医生一定要遵循尽可能低剂量原则，尽量采用低剂量扫描方案及最低剂量的造影剂，最好是选择等渗造影剂，尽量减少对胎儿的影响。

4. 相信科学，尽量坦然面对小概率事件。国外对大样本做过X线检查的孕妇进行研究发现，与未接受过辐射的宝宝相比，接受过辐射的宝宝出生后的肿瘤发生率并没有增加。孕早期孕妇接受辐射检查后生下的宝宝，长大后的学习成绩和对照组没有差别。结合国内外指南，对于接受过一次或不知情的情况下接受过X线或CT检查者，不建议终止妊娠。

总之，相信科学，缓解焦虑，定期规范产前检查，同时做好医患沟通才是有效解决办法！

参考文献

庞萍. 做了X线、CT检查还能要宝宝吗［J］. 科学养生，2021，21（5）：4-5.

刘莉. 孕妇做了X线检查，影响孩子智商吗［J］. 抗癌，2023，36（4）：62-64.

MAINPRIZE J G，YAFFE M J，CHAWLA T，et al. Effects of ionizing radiation exposure during pregnancy［J］. Abdominal Radiology，2023，48（18）：1564-1578.

（四川省妇幼保健院生殖中心　缪淳）

你体验过性高潮吗？

　　各位女士，请允许我向您发出灵魂的拷问：你体验过性高潮吗？

　　不同于男性在射精同时即可获得性高潮，女性的性高潮似乎是一件奢侈品。有调查发现，有四分之一的女性很困惑，不知道自己是否曾经"登顶"，有四分之一的女性很遗憾地坦白自己完全没有经历过性高潮，另外二分之一的女性则表示自己经历过性高潮，但出现的频率不高。

　　性高潮到底是什么？站在客观研究者的角度，性高潮是以盆底肌群突然节律性收缩为特征，同时伴有强烈的愉悦感、欣快感，脉搏、血压增加，面部潮红等表现的一种体验。那么主观上性高潮到底是什么感觉？2011 年性学家乌米特·赛因（Ümit Sayin）根据调查量表分析发现，性高潮的感受因人而异、差别很大，有人感觉腾云驾雾，有人感觉灵魂战栗，有人感觉有一只小猫咪在心尖上撩拨。

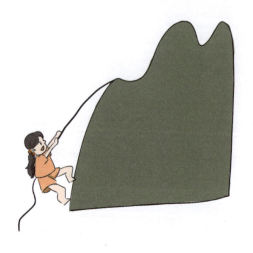

　　为什么女性性高潮会像是一座难以攀登的高峰呢？这可能要从进化的角度来聊聊。这里有两个有趣的假说，一个是功能学说，正是因为性高潮的不稳定性及难以获得，所以女性会选择那些能够让自己体验到性高潮的男性作为伴侣，这背后反映的是这位男性富有想象力、同理心，有更多技巧、耐心和智慧，能协助她应对未来生活中的挑战和困难。另一个是进化遗迹学说，在哺乳动物进化的历史长河中，性高潮是驱动雌性动物排卵的重要奖励。最初女性的阴蒂生长在阴道内，通过性行为时雄性生殖器的直接刺激可以引发雌性性高潮并排卵，但随着繁殖能力的提高，雌性进化出了周期性排卵，阴蒂也从阴道内演化至阴道外，性高潮变得难以获得，并且与生育功能的联系大幅度下降。

　　说到这里，各位男士也不要着急，爱侣的性高潮是难以获得，而不是无法获得，下面来说说获得性高潮的关键因素！

随着性医学的发展，我们有了不一样的认知。多项研究都表明，性高潮是多重维度的体验，伴侣双方积极的性心理是双宿双飞、一起登峰的关键因素。

1.诚实面对自己的欲望，认可自己的魅力。不管你是"玲珑可爱的葡萄"，还是"软糯诱人的蜜瓜"，对自己的身材自信点，再自信点！有研究表明，抑制性高潮的因素包括对自身性功能的担忧或负面的想法，正面的性态度与女性获得更高频率的性高潮相关。

2.放松身体，主宰自己的身体，允许自己在性爱中平等地获得快乐。根据奥斯莫·孔图拉（Osmo Kontula）博士的研究，20世纪70年代以来，性别平等、性教育、性解放的浪潮让女性变得更容易体验到性高潮。可能很多男士并不知道，许多女性在性生活中都是以伴侣为中心。现在请把注意力集中到自己身上，明确自己的意愿，允许自己在性爱中平等地获得快乐。

3.积极探索自己的身体，正视伴侣的目光！请不要忘记我们的"蒂妹"（阴蒂），只是解剖位置前移了而不是消失啦。请各位女士，勇敢探索、掌握自己的身体敏感点，在性爱中化被动为主动，带领你的伴侣勇敢探秘，在抽插行为的同时抚触阴蒂，帮助自己到达峰顶，共赴快乐仙境。

4.亲密关系很重要。一项大型调查显示，亲密关系中的双方更容易进行性沟通，在性行为中更容易获得性高潮。一方的性功能和进行前戏的意愿越强，另一方的性高潮越能被唤起。对亲密关系的满意度更高的女性，在性行为中性高潮更频繁、性潜伏期更短。

好的性行为是多维度的，不仅是肉体的愉悦感受，更是生命之间的坦诚相见，可以滋养两个孤独的灵魂。所以结束后请抱抱对方，以这样的温存作为句点。

参考文献

中国整形美容协会科技创新与器官整复分会. 女性性功能障碍诊治中国专家共识（2023年版）［J］. 中华妇产科杂志，2023，58（9）：641-649.

KONTULA O，MIETTINEN A. Determinants of female sexual orgasms［J］. Socioaffect Neurosci Psychol，2016，6：31624.

（四川省妇幼保健院生殖中心　吴洋）

治疗肿瘤会失去生育能力吗？

　　近些年，肿瘤的发病率不断升高，并且呈现出年轻化的趋势。放疗与化疗是治疗肿瘤的常用方法，但它们对身体也会造成一定的伤害。放疗与化疗会影响生育能力，特别是对于儿童、青少年及年轻女性来说。放疗与化疗可能会直接损害卵巢，引起卵巢储备功能和维持女性激素水平的能力降低，甚至完全丧失功能，出现闭经、绝经，使女性永远失去拥有自己后代的机会。所以肿瘤患者接受放疗与化疗之前，有一个非常重要的事情需要考虑，那就是生育能力的保存！

　　暖妹儿前不久参加了好友小新的婚礼，结果新婚小夫妻突然面临人生中巨大的风浪！

　　暖妹儿："金哥，小新去医院查出了乳腺癌，医生建议化疗后手术，据说放疗与化疗会损伤女性的生育能力，她很难过，我该怎么安慰她呢？"

　　金哥："你不要着急，我们一起去医院问问专业的医生。"

　　医生："生育能力保存可以帮助他们在未来实现生育的梦想，在肿瘤治疗前保存生育能力，主要方法有胚胎冷冻、卵母细胞冷冻、卵巢组织冷冻等。"

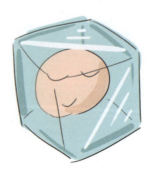

冷冻胚胎和卵母细胞，听起来似乎很科幻，这些方法安全吗？效果怎么样？

这些技术已经非常成熟，而且安全可靠，但需要根据个人情况选择适当的方法。

专业知识速递：如何选择生育能力保存方式？

1. 胚胎冷冻

胚胎冷冻是临床上公认的女性生育能力保存的有效方法，适用于青春期以后且有配偶的患者。但胚胎冷冻需要约2个周期的促排卵治疗，因此不适合用于青春期前和无配偶的患者（我国法律规定），以及肿瘤需立即治疗的患者。胚胎冷冻是辅助生殖技术的衍生技术，目前冷冻胚胎复苏存活率达98％以上，复苏移植胚胎的临床妊娠率达60％左右，技术稳定、效果确切，能很好地为患者提供生育能力保存。

2. 卵母细胞冷冻

卵母细胞冷冻分为成熟卵母细胞冷冻和未成熟卵母细胞

冷冻。成熟卵母细胞冷冻为无配偶的成年女性患者提供了一种替代方法，目前已推荐临床使用。但该技术需进行 2 个周期的促排卵治疗以获得足够数量的卵母细胞，不适用于肿瘤需立即治疗的患者。未成熟卵母细胞冷冻则可用于青春期前的女性患者。

3. 卵巢组织冷冻

卵巢组织冷冻不需要进行 2 个周期的促排卵治疗，适用于原发疾病需要尽快治疗、没有时间进行促排卵获取卵母细胞的患者。因为不需要促排卵，所以卵巢组织冷冻也适用于儿童期和青春期的女性。卵巢组织冷冻不仅保存了患者的生育能力，而且保存了患者的内分泌功能，有利于患者更长时间内生活质量的提升。卵巢组织冷冻目前处于临床初步使用阶段，卵巢组织冷冻后再移植技术仍有待进一步提高，其安全性和有效性也需要进一步研究证实。

4. 其他

（1）化疗前药物保护：主要有促性腺激素释放激素激动剂（GnRH-a）、神经鞘氨醇等。GnRH-a 有助于减小化疗药物对卵泡的损伤，且经济、安全、不良反应小，但目前临床使用中其对妊娠率的提高效果并不明确。

（2）卵巢移位术：最早于 1958 年由 McCall 首次报道，具体做法是将正常卵巢移位至盆腔放射野外，是避免卵巢放射性损伤的有效方法。卵巢移位术适合于恶性肿瘤可能需要接受盆腔放疗，并有保留卵巢生理功能和生育功能需求的患者，年龄＜35岁、性激素水平正常者更适用。卵巢功能减退、卵巢肿瘤转移风险较高的患者是卵巢移位术的禁忌。

放疗与化疗前生育能力保存的重要性不容忽视，应得到广泛关注。非生殖医学专业的临床医生在治疗肿瘤患者时，应当加强对患者生育能力保存的意识，在治疗过程中，充分了解患者的生育需求，有责任告知患者生育能力保存的选择，并为她们提供专业的建议。通过采取生育能力保存措施，可以让更多患者在治疗肿瘤的同时，保留生育希望，提高未来的生活质量，让她们在治愈后能够拥有完整的家庭和生活。

暖妹儿："太好啦，明天我们就让小新来评估、咨询生育能力保存！"

参考文献

梁晓燕，李晶洁. 生育力保存中国专家共识中华医学会生殖医学分会［J］. 生殖医学杂志，2021，30（9）：1129-1134.

马晓欣，向阳，狄文，等. 盆腔恶性肿瘤放疗前卵巢移位术中国专家共识（2023年版）［J］. 中国实用妇科与产科杂志，2023，39（11）：1114-1118.

（四川省妇幼保健院生殖中心　栾宗桧）

试管婴儿胚胎质量差，到底是谁的错？

门诊上我们经常会遇到反复胎停流产的备孕小夫妻，明明精子和卵子质量还可以，受精也不错，但是胚胎就是发育不好，评分相对较低，更有甚者无可移植胚胎。

不少人会问，这到底是谁的原因导致的呢？

传统观念认为，不孕是女性的罪过。其实，在不孕不育的原因中，男性的原因约占30%，女性的原因约占40%，男女双方共同的原因约占20%，原因不明者约占10%。总体而言，男性也占差不多一半的因素！

所以，对于上述备孕不成功的小夫妻，男性还需要完善精子DNA碎片（sperm DNA fragmentation，SDF）检查。

问题1：什么是精子DNA碎片？

精子DNA碎片指精子DNA完整性受损，包括精子DNA发生碱基错配、丢失、修饰、加合和交联、单链和（或）双链断裂等，但主要指精子DNA发生单链和（或）双链断裂。

你可以理解为一个外表完好的鸡蛋，其实蛋黄已经散掉了，那自然也就不能孕育出小鸡了。所以并不是精液常规检查正常，那就一定不是男性的问题。

问题2：精子DNA碎片率对生育有什么影响？

根据中华医学会生殖医学分会《精子DNA碎片检测的临床专家共识（2023）》，精子DNA是遗传物质的载体，精子DNA碎片率升高可能影响受精或胚胎的发育潜能，最终导致不育或流产。

问题3：什么原因导致精子DNA碎片率升高呢？

精子DNA碎片可发生于睾丸内精子生产和成熟过程，也可发生于生殖道中精子运输过程。精子生精障碍或氧化应激导致精子DNA碎片率升高。

男性高龄，患有精索静脉曲张、副性腺感染等疾病，肥胖，吸烟、酗酒等不良生活习惯，以及高温环境可导致精子DNA碎片率升高。

来来，让喝着"快乐水"、夹着烟，天天久坐打游戏的男士看看，是不是全中！身体是不会说谎的，与其相信自己侥幸能成为"天选之子"，还不如老老实实改正不良生活习惯，做好备孕计划。

说重点：戒烟限酒，戒烟限酒，戒烟限酒！重要的事情必须说三遍。

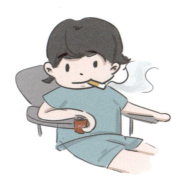

问题4：什么样的人需要做精子DNA碎片检查呢？

根据目前临床研究证据，以下情况存在精子DNA碎片的风险较大，推荐进行精子DNA碎片检查。

1. 不明原因不育。

2. 不明原因反复流产：《欧洲人类生殖与胚胎学学会（ESHRE）指南：反复妊娠丢失（2022版）》认为精子DNA碎片可能是不明原因反复流产的一个原因，级别证据中等，推荐精子DNA碎片检查可用于不明原因反复流产患者。

3. 临床型精索静脉曲张：这是临床上老生常谈的一个问题了。

4. 辅助生殖治疗前检测：目前大部分的证据倾向于支持精子DNA碎片影响宫腔内人工授精、体外受精和试管婴儿的结局。

问题5：检查出精子DNA碎片率升高，该如何治疗？

1. 改正不良生活方式。说重点：戒烟限酒，戒烟限酒，戒烟限酒！大量研究提示肥胖、吸烟、酗酒等与精子DNA碎片率升高相关。

2. 抗氧化治疗。抗氧化剂包括维生素C、维生素E、左旋肉毒碱、辅酶Q10、N-乙酰半胱氨酸、叶酸、锌、硒、番茄红素和虾青素等。

3. 精索静脉曲张结扎手术。

4. 辅助生殖技术中的处理措施。

（1）缩短取精时的禁欲时间。在辅助生殖技术中，重复取精并缩短禁欲时间至1～3小时，是一个简单的降低手淫获取精子的精子DNA碎片率的方法。

（2）减少实验室精液处理对精子DNA碎片的影响。

（3）优选精子。

（4）采用睾丸精子行试管婴儿。有研究发现，睾丸精子的DNA碎片率比精液精子低。

参考文献

倪吴花，AGARWAL A，孙莹璞，等. 精子DNA碎片检测的临床专家共识［J］. 生殖医学杂志，2023，32（2）：170-180.

SAKKAS D，ALVAREZ J G. Sperm DNA fragmentation: mechanisms of origin, impact on reproductive outcome, and analysis［J］.

Fertil Steril, 2010, 93（4）：1027-1036.

ESHRE Guideline Group on RPL, BENDER ATIK R, CHRISTIANSEN O B, et al. ESHRE guideline：recurrent pregnancy loss [J]. Hum Reprod Open, 2018, 2018（2）：hoy004.

SHEN Z Q, SHI B, WANG T R, et al. Characterization of the sperm proteome and reproductive outcomes with in vitro, fertilization after a reduction in male ejaculatory abstinence period [J]. Mol Cell Proteomics, 2019, 18（Suppl 1）：S109-S117.

PONS I, CERCAS R, VILLAS C, et al. One abstinence day decreases sperm DNA fragmentation in 90% of selected patients [J]. J Assist Reprod Genet, 2013, 30（9）：1211-1121.

SCARSELLI F, CURSIO E, MUZZI S, et al. How 1 h of abstinence improves sperm quality and increases embryo euploidy rate after PGT-A: a study on 106 sibling biopsied blastocysts [J]. J Assist Reprod Genet, 2019, 36（8）：1591-1597.

MOSKOVTSEV S I, JARVI K, MULLEN J E M, et al. Testicular spermatozoa have statistically significantly lower DNA damage compared with ejaculated spermatozoa in patients with unsuccessful oral antioxidant treatment [J]. Fertil Steril, 2010, 93（4）：1142-1146.

（四川省妇幼保健院生殖中心　支伟伟）